简易全身疼痛消除手册
Ortho-Bionomy: A Path to Self-Care

［美］卢安·奥弗迈耶 （Luann Overmyer）著 ／ 蔡和兵 译

上海科学技术文献出版社

图书在版编目（CIP）数据

简易全身疼痛消除手册 / (美) 卢安·奥弗迈耶 (Luann Overmyer) 著; 蔡和兵译. —上海: 上海科学技术文献出版社, 2013.1
书名原文: Ortho-Bionomy: A Path to Self-Care
ISBN 978-7-5439-5473-1

Ⅰ. ① 简… Ⅱ. ① 卢… ② 蔡… Ⅲ. ① 疼痛—治疗—手册
Ⅳ. ① R441.1-62

中国版本图书馆 CIP 数据核字（2012）第 147112 号

Ortho-Bionomy: A Path to Self-Care by Luann Overmyer

图字: 09-2011-651

责任编辑: 曹文青
封面设计: 许 菲

简易全身疼痛消除手册
[美] 卢安·奥弗迈耶（Luann Overmyer） 著 蔡和兵 译
*
上海科学技术文献出版社出版发行
（上海市长乐路 746 号 邮政编码 200040）
全国新华书店经销
常熟市人民印刷厂印刷
*
开本 650×900 1/16 印张 19.5 字数 244 000
2013 年 1 月第 1 版 2013 年 1 月第 1 次印刷
ISBN 978-7-5439-5473-1
定价: 28.00 元
http://www.sstlp.com

对《简易全身疼痛消除手册》的赞誉：
自我护理之路

人人可以拥有随身携带的《简易全身疼痛消除手册》！还有比这更好的吗？图片、故事以及指导为任何寻求身体舒适与放松的人提供了绝妙的参考资源。通过简单而又博大精深的骨骼与身体自我矫治疗法做自我护理练习，人们可以挖掘源自体内的自我痊愈潜能，找回心灵、身体与精神的统一。您不需要特殊的器械和服装，只需要拿出时间以及这本卓越而又非常实用的手册。

——新墨西哥州康复艺术研究院骨骼与身体自我矫治疗法从业者培训项目高级教练、共同创办人克里斯蒂娜·蒙特斯·德·奥卡(Christina Montes de Oca)

本书收集了大量供患者进行自我护理的技能练习。卢安25多年一直在她的骨骼与身体自我矫治疗法课程中与人分享这些技能，如今人人都能通过这本充满互动的书从中获益。

——佛罗里达州盖恩斯维尔市佛罗里达按摩学校按摩教练、注册按摩师(LMT)皮特·惠特里奇(Pete Whitridge)

本书对您身体的自我护理有很高的价值。其中详尽的指导非常实用于自我护理。

——生命平衡研究所所长兼《舞动生命：从病痛中发现意义与快乐的佛教智慧》作者菲利普·莫菲特(Phillip Moffitt)

本书中的自我护理练习是我治疗慢性疼痛患者的核心组成部分。它们做起来很容易，让人可以立即体验到身体取得改善的能力。奥弗迈耶女士凭借其作为一名教师和终身学习者的双重身份,以其亲身体验极大地拓展了身体自我护理这个主题的深度与广度。

　　　　——佛罗里达大学骨科学与运动医学研究所门诊理疗科骨骼与身体自我矫治疗法医师卡尔佩什·帕特尔(Kalpesh R. Patel)

谨以此书献给所有寻求缓解疼痛的人；献给为我们带来如此简易的疼痛处理方法的亚瑟·林肯·保尔斯（Arthur Lincoln Pauls）；同时也献给骨骼与身体自我矫治疗法从业者和指导教练们，他们凭借满腔的关爱以及所掌握的该疗法的技能与知识来帮助他人重新找到源自体内的舒适。

　　我很荣幸能为读者奉上这本书，但愿您们能通过它发现您们体内天然存在的缓解疼痛的能力，愿您们能享受到更大程度的舒适与健康，同时也希望这些简单的释放技巧能让您们更好地认识到您们身体与生俱来的完整性。

致　　谢

　　我要感谢多年来我所有的老师:感谢亚瑟·林肯·保尔斯开创了骨骼与身体自我矫治疗法练习技法,感谢格尔达·亚历山大(Gerda Alexander)在自我护理领域的开创性工作,尤其是要感谢我的患者和学生,他们提出的问题、罹患的病症以及各种身体状况促使我不断挑战自我,加深我对该疗法的理解以及审视我的假设。

　　我还要感谢许多曾经温柔地矫治过我身体的整骨疗法专家,他们在矫治过程中不断地向我展示我体内的自我修复反射。

　　回想起来,把这本书加工成一部成熟的作品是一个挑战,其中很多人提供了技术与支持。我要感谢凯伦·卡西诺(Karen Casino)长时间来不断地协助编辑照片。我们多年的共同合作使我意识到图片对该书的重要性。萨拉·桑斯坦(Sara Sunstein)的校订与建议使本书逻辑更加清晰,结构更为合理。李·惠特里奇(Lee Whitridge)的建议既富有洞察力又特别实用。丹尼丝·里奇(Denise Ritchie)在照片拍摄过程中始终保持着冷静的思维、敏锐的眼光以及稳定的手势,她的专业与随和,让拍摄数百张照片这样艰巨的任务变得很简单。此外,我也要感谢我的摄影模特朱莉·奥尼尔(Julie O'Neil)、斯蒂芬妮·维尔德(Stephanie Wild)、迪克·弗赖恩(Dick Frein)、玛丽·圣泰洛(Mary Santello)、里马·泽加拉(Rima Zegarra)以及贝姬·魏茨(Becky Waitz)在漫长的拍摄过程中所表现出的和善与耐性;感谢北大西洋图书公司(North Atlantic Books)负责本书的项目编辑杰西卡·西维(Jessica Sevey),在本书的出版过程中表现出的镇定从容、头脑清晰与心无旁骛。

感谢许多从一开始就为该书提供过支持以及鼓励我完成学习曲线的人：感谢米兰达·蒙克霍尔斯特（Miranda Monkhorst）与布伦达·希斯特罗姆（Brenda Sistrom）阅读、建议和修订了我早期的手稿；感谢斯塔尔·伍德沃（Star Woodward）与皮特·惠特里奇（Pete Whitridge），他俩是我最喜欢的随叫随到的奇才，随时为我提供计算机技术支持；感谢卡洛琳·雷诺兹（Carolyn Reynolds）让插图看起来简单易懂；感谢我的家人、朋友、同事以及学生对本书的热情与信任。

目　录

序

　　在 20 世纪 70 年代末 80 年代初,我师从亚瑟·林肯·保尔斯。他有两个明确的观点:首先,他坚信他称之为"原概念演变"的理念。作为学生,我们努力想弄明白的问题是,"什么是骨骼与身体自我矫治疗法"? 亚瑟对其定义没有多大兴趣,他更在乎阐述他在这项工作中发现的人体内在的创造性潜能。他在教学中灵活多变地应用自然法则进行矫正。其次,他也很想让他的技能与知识服务于更多的人群,不管他们有无学历、执照以及先前经验。因为骨骼与身体自我矫治疗法概念的通俗性使它能够与来自各种背景的人分享,它能容纳各种程度的反应以及练习。

　　如今,新一代充满创意的人才开始崭露头角,来推广这些原概念。在本书中卢安·奥弗迈耶重拾骨骼与身体自我矫治疗法的历史线索,并把它们编汇成供专业技师以及普通人士使用的杰出资源。所有读者一经翻阅,都将立即发现该书十分有用,为自我护理以及如何对自己健康负责提供了实际的指导。卢安将骨骼与身体自我矫治疗法带入了一个新的发展轨迹,不断充实亚瑟的原有知识,帮助个体实现疼痛缓解以及重建体内平衡。

　　她将多年教授和练习骨骼与身体自我矫治疗法的经验融入本书,字里行间所表达的信息与当今时代人人对自己的健康承担责任尤为吻合,该书也因而显得格外重要。还有什么比一个全面而又易学易做的疼痛管理与自我护理指南更有价值、更合乎时代潮流的呢? 因为自 2009 年以来我们正面临着各种复杂的金融、政治以及全球大环境的变化。自我责任、勇于担当、照顾自己与照顾他人,是让这个纷乱时代重归平衡的必要而又缺失的元素。这些主题贯穿全书，让人们能自我掌控他们的健康。这本书面世的时间正好对应了这样一个普遍的、全球性的变化。

卢安多年来一直从事传授和发扬骨骼与身体自我矫治疗法所倡导的自我护理概念。最近我参加过一次她的自我矫治课程，她在寻找途径协助身体释放疼痛方面表现出的创造性以及她在具体应用方面的丰富经验给我留下了深刻的印象。她总是能找到方法来帮助每个学员实现良好效果，即便他们遭遇复杂的疼痛和身体方面的局限。卢安与生俱来的天赋就是从来不会在学生或患者的功能障碍面前一筹莫展。她有坚强的意志并凭借自身的知识和同样强烈的愿望来帮助他人。为了使更多人群从中受益，她更是大方地通过本书分享这些广博的知识。卢安的最终目标是让所有人都能最大限度地享受生活，免受疼痛以及其他身体局限所带来的束缚。本书既汇集她毕生心血，同时也承载着她博大的爱心。她在减少众人苦难以及拓展我们每个人的意识与真正潜能方面迈出了巨大一步。

丹尼丝·戴格(Denise Deig)
(理学硕士，理疗师，费尔登克拉斯(Feldenkrais)
协会认证医师，Bones for Life®教师与培训师，骨骼与身体
自我矫治疗法教师，《动态系统中的姿势释放法》作者)

前　言

事故

据医务人员说，我是 DOA（Dead on Arrival，到院死亡）。

1967 年 7 月，在印第安纳州乡村，温暖的夏夜前 4 个小时，我正乘坐着朋友的摩托车，突然摩托车翻滚到堤坝上，我翻倒在堤坝上，我朋友也被甩飞出去。我发现自己被困在沉重的摩托车下面，车的把手缠着我的脖子。

我被巨大的恐惧所笼罩，受伤的部位也疼痛得很厉害。但当我的朋友把摩托车从我身上拖开，然后爬到路上求救时，我发现自己似乎在冷静地旁观。我用医学院预科生所特有的清晰思路仔细地观察我的身体。我移动我的腿：双腿似乎没问题。我的右臂无法移动，背后哪儿肯定伤着了。我很生气，因为我发现肯定摔断了几根骨头：锁骨，几根肋骨，甚至还包括脊柱。我能感觉到手臂皮肤下面的干草以及带刺的杂草。我在担心伤势是否很严重，我是否会死掉。我祈祷上帝宽恕我，如果我的任何过错造成了别人的痛苦。此后我就昏迷过去了。

在经历了数次绕道、打电话以及像癞蛤蟆先生（《柳林风声》中的角色，喜欢飙车）般疯狂驾驶之后，我终于被救护车送到医院。我突然意识到我是在救护车外面和车辆上面俯视着我的身体。这种视角让我迷惑，我左右四顾，想找到方向感。我看到医务人员冲出医院来迎接救护车，他们身上放射出耀眼的光芒。

我看到的景象让我更加困惑。我记得当时问自己："我这是在哪儿？难道真的到了天堂吗？"这个问题一出来，我就感觉到意识上的一种转折。我感到自己变得彻底宁静与平和。

接下来记得的就是我自己看见自己躺在急诊室旁边的轮床上。整个急症室挤满了医生和护士,但却没人注意我。我恳求其中的一位护士。她问我需要什么。

"你们为什么不抢救我?",我问到。

"如果您想我们抢救您的身体,"她回答说,"您就必须先回到您身体里去。"

"哦,谢谢您的提醒,我根本没有意识到这一点。"

于是我开始了有意识地自我痊愈与自我护理之旅。我开始在胸腔那里重新占据我的身体,感受物质的密度以及我自己与我身体重新缓慢地融为一体。形神融合的时间似乎就是如此缓慢,远不如我魂魄出窍时来得快。最终,我找到了似曾相识的神智,并意识到我现在需要与医务人员进行交流。

我该如何让这些人注意到我的存在呢?我心想。我记得电影里有人通过摇摆他们的小手指而避免被活埋。不幸的是,我的小手指被床单盖住了。这时我想起了我母亲曾经说过的话,"最容易做的事就是微笑。"我于是微笑,医生们终于注意到我。有人问我为何微笑。"我想你们应该知道我在这儿。"

接着我被移动到房间的中央。这是一家教学医院,我因为预后差而成为学生们的最佳实习对象。让我惊愕的是,他们把我的衣服剪掉了。这可是我亲手缝制的衣服!他们在我脚踝做了一个切口。当我想反抗说我的脚踝没有毛病时,他们告诉我这是为做静脉输液而作的准备。

"嗯……,这似乎不会有用……,我脚的循环不好。"

"相信我们,我们知道我们在做什么。"

过了一段时间,他们意识到这确实行不通,于是又在我的股动脉做了一个切口。我很平静地看着一个实习医生在我的胸部上方尝试切口,以便在我因肺萎缩形成的气胸里插入一根导管。指导医生在旁边说这位实习医生的切口不够深,然后亲自来切开。这一切过程似乎与我毫不相干，我似乎一直在远远地观望。

研究性手术做了几个小时，学生们在老师的指导下练习技巧。当我的身体被送到重症监护室时，差不多已是凌晨。严重受伤再加之 4 小时没有得到恰当的治疗，我存活的概率只有 50%。我的锁骨和肋骨骨折，肺穿孔而萎缩，一条肝韧带及部分肝脏撕裂导致内出血，并且脊柱有 3 处骨折(这是 5 天后才发现的)。每 2 个小时，家人可以探望 15 分钟。我记得在几次家人探望过程中曾苏醒过来，我内在的心情很放松，但表达却很迟缓。

到了第四天，我被调整成坐姿以便锻炼我的肺。尽管我试图反抗，因为我的背还疼得很厉害，护士却坚持要这样，并递给我一把发刷。我疼得受不了，忍不住哭了。第二天早上，我向检查我腹部缝线的医生述说我背部的疼痛。医生让我做了许多的 X 线扫描，让我坐立而不是躺下做检查。他们终于很惊讶地发现我的胸椎有 3 处压缩性骨折。现在，他们不再让我坐立，那些住院医生甚至开始怀疑我是否能够移动腿、脚和脚趾。他们给我戴上一个脊椎矫形器。

我从重症监护室转移到普通病房的那一天让我颇为感触。我几乎一整天都泪流不止，想着我是如何死里逃生，为什么活了下来。我不断地问自己："如果我在这儿，我到底应该做什么？"

具有诗意的回答总是那一句话，"重要的不是结果，而是身心合一的过程。"当时我并不清楚这句话的含义，但它对我影响深远，让我牢记至今。

一旦脊椎矫形器到来了以后，医生向我许诺，只要我能行走，我就可以回家了。激励之下，我积极运动，几天之后就出院了。

一周之后，我的矫形外科医生给我做检查时告诉我说，我的身体弯曲得有点过了，我需要在镜子前练习行走。"如果您不能直起身子，您一年都要全身打上石膏。"医生威胁我说。我站在镜子前试图让内在感知契合所希望达到的外在反射。就这样经过一些练习，我的站姿就更直了。

那个秋天,我回到加州洛杉矶,投入到校园生活,保持忙碌,尽量忽略受伤引起的疼痛与不便,也不去管创伤的愈合过程。但是九死一生的经历还是深深地触动了我,我感觉需要以一种尽可能完整的方式去探索、经历和理解自我,于是我把专业从医学预科转成了心理学和教育学。

我对骨骼与身体自我矫治疗法的早期探索

几年后,我身体的不适到了再也无法忽视的地步,我的自我痊愈之路于是进入新的里程。我尝试了脊椎推拿疗法,在治疗后的几个小时我感觉很好,这让我对该疗法持肯定态度。我判断无痛矫正脊椎是可行的。我需要的仅仅是学会如何使这种矫正的效果维持更长时间。这时我已经搬到北加利福尼亚的旧金山港湾区,我决定探索我的选择。我报名参加按摩、运动意识以及冥想等课程,学会了摒弃杂念,直接感知我的身体,也增强了我对舒适以及身体正常结构位置的认识。通过向一位著名理疗师拜师学艺,我学到了很多人体解剖学知识,也学会了与他人合作的技巧。

就在此期间,我在一次徒步旅行时意外伤到了脖子。因为我的脊椎推拿医生已经搬走了,我决定去看一位朋友推荐的推拿师。他用轻柔的触诊检查了我肿胀的脖子后得出诊断:急性颈部扭伤。他的手触到我脖子的那一瞬间,我突然有许多不同的方式感受自己:生理的、情感的、精神的、心理的、能量的、动觉的,还有灵魂的。每一种方式都很熟悉,但综合在一起的整体感受又令我大为惊讶。我充满好奇地问他在做什么。这与我以前接受过的任何脊椎推拿疗法都不同。他告诉我这种方法被称为骨骼与身体自我矫治疗法(Ortho-Bionomy),他是从一位名叫亚瑟·林肯·保尔斯(Arthur Lincoln Pauls)的英国整骨疗法医师那里学来的。

　　这种轻柔、非侵入性接触唤起了我内心如此强烈、清晰而颇具个性化的体验，同时也柔和有效地释放了我的疼痛。我被这种方法深深吸引，我知道我必须进一步研究它，我要去上这门课。我了解到该方法的创始人亚瑟将在 6 个月后回到旧金山，到时大家都可以去学习他的课程了。

　　我把第一堂课的学习重点放在学会如何释放我自己的颈部疼痛。尽管当时在接受按摩疗法，我更感兴趣的是看看这种方法是否对我有效，然后我才能应用到别人身上。这些技巧都相对简单，我在学习过程中也得到很多的帮助。随着课程的继续，我越来越惊讶于如此神奇的释放紧张与疼痛的方式。没有猛推、猛挤、猛压、猛拉等猛烈技法，没有高强度身体检查，基本上没有任何疼痛与不适。就那么通过轻柔的、特定的姿势位置就能迅速释放紧张和缓解疼痛。课程结束时，我脖子感觉好多了。我的长期紧张与不适感开始被更大的运动范围、更轻松的运动以及更强的健康幸福感所取代。

　　此后的 1 周，只要感觉脖子紧张或疼痛，我就继续练习释放。我发现我甚至能在开车的时候找到释放姿势。当我维持这种姿势一分钟左右，紧张就会得到排解，包块感就会消散，疼痛也随之消失。我从此彻底迷上了这种矫治方法。

　　我不仅在学习自我护理技巧，同时也在帮助我的按摩患者。亚瑟的话让我明白了自己的痊愈过程。他说，"一个生物体只能一次接受一定程度的改变。在一个疗程中，您可能会体会到部分紧张释放。然后当身体吸收融合这种改变后，更多的释放就会继续发生。"这对于我来说尤为如此。经过一段时间，当我的脖子不断释放，它开始慢慢以身体能够接受的进度回到正常位置。直到这个时候我才明白，我的脖子当时还不能接受我第一位脊椎按摩师的矫正技法，因为改变太快了。我颈部肌肉需要一个更缓慢的过程来调整和理解如何自我释放紧张模式，它们也需要时间来强化和巩固新的矫正。我感受到骨骼与身体自我矫治疗法特别尊重身体的天然痊愈节奏。

在出现事故或损伤时,肌肉绷紧,目的是保护身体。然而这种保护性紧张模式在完成当初的保护作用后还会维持很长一段时间。身体容纳这些模式,认为它们很重要,因而继续重复这种保护性紧张,就像在急性颈部扭伤中颈部肌肉绷紧从而避免脖子折断。但是这种急性颈部扭伤的紧张模式占了上风以后,脖子也失去了它正常的运动范围和功能。通过柔和缓慢地让脖子放松,身体能适应和记忆这种释放,并回到其自然的正常位置。把肌肉纳入对正理论使我豁然开朗,有了这些对更慢更柔的骨骼与身体自我矫治疗法的个人体会,我获得了更为持久的疼痛缓解。

第一次课后不久,我开始在我的保健按摩中加入骨骼与身体自我矫治疗法的技术和原则。当我看到这些技术应用起来如此简单,花更少的时间可以获得更好的结果,我内心充满了感激。我也见证了我的患者释放他们的疼痛,增加他们的运动范围,恢复他们的功能。患者反映效果相当惊人,他们的症状都消失了。他们说感觉神清气爽,更加放松,日常生活更加从容。其中一个患者在踝关节手术后疼痛得很厉害,他打电话向我表示感谢,告诉我说,一次课程后所有的疼痛都消失了。

还有一位女孩把她的男朋友带来参加练习。他生来就有肌肉痉挛,腰部和骨盆肌肉锁得很紧,几乎扭转成 90°角。痉挛缩短了他的肌肉,导致走路一瘸一拐。正因为如此,他很想改变他的身体与体态。他参加了两次"罗尔芬按摩健身法"练习,但痉挛仍然很严重。我当时刚讲授这门课程,感觉应付这样棘手的案例还有些力不从心。但我想到自我矫正的原则,于是决定试一试,毕竟不会造成任何伤害。通过简单移动身体,寻找并支持舒适的位置,然后再增加一点挤压,让肌肉缩短,使身体释放紧锁模式,回归平衡,然后让身体慢慢自我痊愈。

第一次课后,我向他解释说,根据我老师向我传授的经验,这次课后他还需要继续练习。因为他住在 800 公里以外的地方,频繁过来治疗不太现实,所以自我练习应该很方便。这个疗程后三个月,他打电话问我释放需要继续多久,因为他想买新裤子了。他说自从跟我做了释放练习后,他的脚稳定地持续变长,他的裤子已经不够长了,但如果他的腿长还将继续改变的话,他还不想现在出去花钱买新裤子。老实说,听到他的话我也很震惊,因为我并不指望会发生什么改变。在接下去的两三年我只给他进行了两次矫治,每次矫治后随着他的痉挛持续释放,他的腿都会开始新一轮伸长。

　　大约在首次治疗后 5 年,我去探望了现在定居欧洲的他以及我的朋友。他问我想不想看看他脊柱的变化,然后脱去他的衬衫。我看到了惊人的变化。他的脊柱已经完全恢复正常,骨盆已经解开所有紧锁的肌肉痉挛。要不是亲眼所见,我根本无法相信这样的奇迹。他问我对此有何感想时,我对他持之以恒练习所取得的成果表示了祝贺。

　　我告诉他我很想治疗他的脚,再顺便释放他的腰肌。他诧异地说他的脚以前从来没有毛病,但是最近几个月却一直在折磨着他。于是我用姿势技巧来释放他的脚与腰肌。第二天,他来吃早餐时面带微笑,说最近几个月来,这是他第一次脚不疼了,鞋穿起来也很舒服。

　　当我思考着这些症状的变化时,我又记起亚瑟曾经谈论过依照顺势疗法原则的骨骼与身体自我矫治疗法:身体的痊愈将自上而下,由内而外,先新伤后老伤。这完全与我朋友的情况相吻合:当他的后背与骨盆得到释放后,疼痛模式就向下转移到他的脚。

骨骼与身体自我矫治疗法:身心合一的过程

　　我在练习骨骼与身体自我矫治疗法时,明显感觉到这种方法比我以前学到的任何方法都更能有效释放患者的疼痛。紧张的肩部肌肉可以在几秒钟得到释放,根本不需要劳累我的大拇指进行深层组织按摩。患者都大惑不解：为什么如此轻柔的接触以及姿势法就能如此迅速地缓解紧张与疼痛？当越来越多的人开始寻求骨骼与身体自我矫治疗法而不是按摩疗法时，我协助身体自我矫正反射的技能也随之得到提高。我学会了感觉和理解身体内在紧张的潜在模式，例如肩部紧张与腰部缺乏支撑的关系，姿势与脊椎柔韧性同结构稳定性之间的关联，以及平衡张力对健康幸福的重要性。

更重要的是，我对身体天然的自我矫正反射的敬意大大增强了。我的手会倾听我的身体，我的大脑和我的心脏也一样。我的患者开始观察到体内日益增强的舒适感，我也开始发现他们对于人生的忧虑与抱怨随之减少。似乎他们身体上获得的轻松感蔓延到生活的其他方面，促使他们释放情感以及精神上的紧张与不安。随着他们身体运动范围的扩大，他们有效管理生活困难的能力也随之增强。他们学会了更加信任自己，信任内在的固有智慧。我也学会了信任和尊敬个体天然的自我矫正能力与过程。

患者中还发生了一些特别的事情。

记得有一次，我问一位很早就参加并且从不缺席课程的患者是否愿意在我编写的一本宣传手册中就此疗法写上几句。汤姆是一位卡车司机，用哑铃锻炼身体。我想他肯定属于注重身体一类的人。没想到他对我说，他不知道要写点什么，因为每次课程对他而言都是一次精神体验。

经过反思，我意识到他这句朴实的话其实蕴含深意。我回想早期与第一位指导老师联系骨骼与身体自我矫治疗法的经历，惊讶地发现这种方法如何轻柔地让我通过我的身体体会到一种完整感。我记得第一次课的感觉以及我如何清晰地从身体、情感、思维、能量以及精神方面来看待自己。我又想起那次事故后的住院经历，想起那个与我交谈的护士身上发出的光芒，想起我的精神如何回归躯体，想起我问我自己活下来以后到底要做点什么。当时获得的答案似乎有点诗意，但我现在终于明白了。"重要的不是结果,而是身心合一的过程。"

骨骼与身体自我矫治疗法显然就是我所学习过的最讲究身心合一的方法,其核心就是尊重个体各个层面的生活状态。我从事骨骼与身体自我矫治疗法的经历证实了,当把个体看作是一个包含身体、心智、情感、能量、灵魂与精神的完整生物体时,它将产生何等神奇的结果。

因此,我希望您也能在专注于身体恢复舒适能力的同时来探索自己身心的完整与统一。

30 年后

我学习的心理学使我能够与人打交道,充满好奇与同情,观察他们的情感,相信痊愈过程。通过练习冥想,我学会了静下心来,观察自己的思维与身体,同时在工作中对他人充满同情。对我而言,骨骼与身体自我矫治疗法开始成为一种自我痊愈的方式。它激发我对身体的好奇心与求知欲,同时提供一种途径来帮助别人找到舒适与轻松。30 年的个人练习教会了我尊重身体内在的智慧,辨别痊愈与自身识别的独特方式,坚信身体与思维对自我痊愈所拥有的惊人潜能。

我一直追随骨骼与身体自我矫治疗法的创始人、英国骨科医师亚瑟·林肯·保尔斯直到他于 1997 年去世。在 20 世纪 80 年代末,我有幸与格尔达·亚历山大(Gerda Alexander)一起跟随均衡张力疗法(Eutony)的创始人哥本哈根(Copenhagen)学习。她对我的影响再次点燃了我对自我护理的热情。我备受鼓舞,开发了一套具体的、可教的适合骨骼与身体自我矫治的自我护理方法,并开始将它们融入我自己的练习与培训。

骨骼与身体自我矫治疗法非常适合自我健康护理,无论是从概念上还是从实际操作上都是如此。向别人传授精神与身体合拍,教他们如何面对各种现实情况,并感受到身体内在潜能如何借助柔和的自我调节来缓解疼痛,这实在是一种奇妙的谋生方式,我至今乐此不疲。我喜欢看到人们发现这种调和舒适的能力,和通过骨骼与身体自我矫治疗法中的自我护理原则与方法实现真正的疼痛缓解之后由衷的喜悦与信心高涨。该方法促使个体挖掘它们自身资源来缓解疼痛、寻找舒适并增强健康,其良好的效果让我感到无比欣慰。

在美国以及澳大利亚各地的教学,使我看到骨骼与身体自我矫治疗法广受好评,不仅得到那些正在寻找更多工具的一线专家的认可,同时也受到那些希望通过各种途径来帮助自己、家人以及朋友的普通人士的青睐。我无数次听到人们说这套练习法让他们有一种久违的感觉。我也知道,尽管我的生活方式是如此忙碌,但我能维持健康的主要原因,就是我能通过练习骨骼与身体自我矫治疗法来释放出现的疼痛并从内部重建舒适。

导　读

这是您想要的书吗？

　　本书通过一步一步地、循序渐进地引导您如何释放您全身的紧张和疼痛，同时增强您感知和创造舒适与放松的能力。无论您是否想在一天忙碌之后释放压力，或者消除创伤和慢性疾病带来的疼痛，或者仅仅是想增强体质，骨骼与身体自我矫治疗法提供的自我护理都能帮您实现您的目标。使用安全、舒适的体位和柔和的运动练习，您会逐渐认识并利用您身体内在的资源，它将使您迅速痊愈和缓解疼痛。

　　无论您的年龄和身体状况如何，每个人都能从本书受益。无需特殊的服装、器械，甚至也不需要专门的集合培训，只需要您一点时间、注意力和积极的心态去感觉舒适和学习新知识。

　　在骨骼与身体自我矫治疗法的指导下，您可以释放背部疼痛、颈部疼痛、肩部紧张、肋骨痛。您可以找到方法来缓解踝关节扭伤、脚和膝疼痛、关节疼痛、紧张性头痛、坐骨神经痛以及脊柱侧凸。您可以学会以柔和的方式来处理不适以及引起纤维性肌痛、反复性肌肉紧张以及手臂疼痛。本书介绍的每一种方法都可以使您感觉更加舒适并促进您的健康。

　　因为骨骼与身体自我矫治疗法，从根本上说，是利用人体个体自我修复的内在能力；因此它自然会涉及很多自我护理的技巧。它的目的是教会大家配合这种自我痊愈过程，同时使大家能够利用简单的方法来缓解疼痛和紧张。骨骼与身体自我矫治疗法的开创者、英国的整骨疗法专家亚瑟常常提及在每次课程结束时给予学生练习的重要性,因为只有通过练习他们才能不断唤醒身体内在能力来释放压力与疼痛和进行自我修复。

一位患者教会了我这一点。她来参加常规课程,常常与我随意讨论各种话题,这些话题与我们上的课程毫无关联。尽管我的直觉告诉我说,这些谈话无助于她更深层次的释放,但似乎比放松身体让她感到更加舒服。此后有一天,她来对我说,她已经在家里尝试了很多姿势,成功释放了脊柱的紧张,这让我感到很惊讶。这次经历之后,我开始积极把自我护理运动纳入我的课程中。

我慢慢调整姿势练习法,以便学生能自我练习,同时协助患者找到自身的内在舒适感与潜能。在不断调整这些技能以适合我自身以及我的患者的自我护理过程中,我逐渐开发出一套自我护理运动练习,并写成此书。

凭借 30 多年私人练习和教授骨骼与身体自我矫治疗法自我护理练习的经历,我深信,只要能获得适当的信息和工具,人们有动力也有能力通过自我练习来缓解疼痛。

何时进行自我练习

每个练习都有建议的练习时间的长短和周期。总的原则是每天安排一段时间来调整自我,真正倾听身体的感觉和痊愈过程。时间的多少有时没有时间的质量来得重要。绝大多数单个姿势和运动需要练习 10 分钟左右,您或许想要做连续几组练习来缓解相邻部位的紧张。

您需要的材料

温暖的地面空间(铺有地毯或者使用折叠的床单)

● 椅子、沙发或床

● 枕头

● 折叠的毛巾

● 柔软中空的橡胶球——尤其是像 GERTIE 球(www.

smallworldtoys.com 网站有售)
- 放在一只短袜里的两个网球

内在的医生

真正的痊愈来自体内。每当我们停下快节奏生活的脚步,倾听我们身体的反应时,我们就在信任、肯定和协助我们的修复潜能。我们需要借助我们的内在智慧来支持我们的自我痊愈。

因为我们在成熟的过程中,却越来越被教育得相信别人比我们更清楚自己身体的运作情况。我们总是认为如果出现疼痛或感觉身体不适,医生、营养师、草药师、顺势疗法医生、针灸师、心理学家或者其他什么"专家"应该知道怎么做。虽然这些专业人士肯定知道一些可能对我们有用的知识,我们还是不应该否定自我的感觉。过度依赖外在专家或者权威人士,将使我们无法专注于感觉我们自己的体会,并发现我们内在的、与生俱来的自我抚慰的能力。

把我们内在权威转移到外在权威将逐渐丧失我们对内在潜能的信任,失去与内在感知的联系,于是越发依赖别人来"治愈"我们。当"治愈"以药物的形式到来时,我们就越发疑惑我们感觉系统的自我调节能力。

我女儿3岁时不小心弄伤了大拇指,她哭着朝我跑来,一脸吓坏了的样子。即使我们用力压住伤口,大拇指还是不停流血。我一面安慰她,一面意识到我没有能力决定她是否需要缝针。我打算带她到医院的急诊室,很可能等上很长一段时间,也许花一些根本不需要花的钱。我在思考着这样做是否必要。我知道身体会自我痊愈,但这次受伤的是我的宝贝女儿,为了她的健康我愿意付出一切努力。我又看了看伤口,然后对她说,"你的体内有一位医生,他清楚地知道你需要做的一切。为什么不闭上你的双眼问问你需要做什么?"

她闭上眼睛,静静地过了一会儿,然后宣称,"我现在要小睡一会儿",接着就走向她的房间睡觉去了。一觉醒来,她的伤口已经闭合,血液止住了,她不再感到疼痛或不舒服了。后来伤口愈合得非常完美,看不到丝毫的痕迹。

我小的时候常常对最细微的症状提出问题。骨折之后,骨碎片如何排出体外?为什么碰伤会变成青紫色?然后又变成黄色?最后皮肤又怎么恢复了正常?有时大人的回答中带着警告:"不要抓那个水痘。抓了会留下瘢痕。"什么是瘢痕?我又有新的问题了。

有一次,我的大脚趾被车门夹了一下。除了疼痛,我很担心我的脚趾。我的脚趾会怎样?当他们告诉我说脚趾甲会变黑脱落,然后再长出新的脚趾甲,我当时很难过,也很害怕。我不想身体的任何部分变黑脱落,因此我决心不让这样的事情发生在我身上。后来,我的脚趾甲愈合得很好,既没有变黑,更没有脱落。您可以想象我当时有多开心!这次事件再次印证了我略带稚气的"神奇思维"。我至今还在想我当初的决心在保住我的脚趾甲的结局中到底起到多大的作用。难道它真的使我与我体内的医生接上了头吗?

神奇思维如今已相当成熟,其中的想象法运动日益受到追捧与信任。在临床实践中,我多次发现,想象一个试图完成的动作可以提高运动的能力。想象结果会提示和促使身体的神经系统增加运动的潜能。

乔治是一位60多岁彬彬有礼的绅士。他6年前经历一次中风,从此以后运动的范围和左手臂的使用受到限制。他左手肘弯曲,看起来似乎黏在体侧,左手紧紧地缚在腰际。我丝毫不想移动他的手臂,我只是轻轻地接触他的一个肩部释放点,然后轻柔地从肘部向肩关节挤压。我慢慢地依次按摩肩部的8个释放点位,每次增强从肘部向肩关节的挤压。然后我把重点放在他的右手臂,将右手臂引导到特定的释放姿势。我让乔治想象他的左手臂进入与右手臂相同的姿势。

几分钟之后,他开始移动左手臂。挤压和想象唤醒了他的反射运动潜能。尽管他还无法精确控制左手臂的运动,因为脑卒中(中风)破坏了神经回路,但是他的反射潜能确实在起作用了。这之后就可以帮助他建立新的神经连接,提高他的运动能力。

好奇心、神奇思维以及体内权威的质量是自我护理练习的核心元素。好奇心帮助我们集中注意力,使我们意识到正在发生的事情。我们感觉到什么? 什么导致了这些变化? 为什么会感觉更好? 神奇思维汇集了我们的好奇心,并训练我们的活跃意志不要满足于可预测的结果。如果我们能想象不同的结果,或许我们就能用身体去实际创造这个结果。我们的体内权威使我们能信任体内的医生,支持我们与生俱来的自我调节和痊愈的能力。

紧张与之有何关系?

疼痛与不适可以产生许多情绪反应:恐慌、害怕、不确定、混乱、失去耐心、愤怒、哀伤、抑郁。我们的思维意识可以验证这些情感,但同时也可以放大这些情感。

譬如说,您醒过来感觉下背有些僵硬,当您试图站立起来时,您感到疼痛和无力,您担心该如何坚持过这一天。然后您感到困惑,因为不知道如何应对这种情况。也许您会很生气,因为您无法执行预期的活动或者完成您应有的义务。

您的思维或许跳跃到害怕出现最糟糕的结果:手术、瘫痪、残疾。一想到我们将如何继续维持生计或者支付我们所需的医疗,我们可能就会出现恐慌。所有这些情感状态对于我们的思维意识来说都是合情合理的。

但是放任我们的情感不会减轻疼痛,只会增加压力,使神经紧张,对身体没有好处。在紧张的处境中如何进入我们天然的自我平衡反射? 我年幼的女儿竟然都知道打盹可以帮助她镇静下来,减缓血液的流动,从而使身体痊愈。我们或许能从中得到一点启示。

有时生活的要求似乎来得异常迅速。如果我们总是不断地试图赶上这种速度,我们就可能使自己永远处于一种紧张的情形中。我们的机体陷于超速运行,我们的神经努力应对各种不断变化的情况。久而久之,身体的平静系统和维持内部平衡的能力开始变得疲乏无力,我们进入慢性疲劳,无法获得充足的休息,这反过来又影响到我们机体的功能。我们不能像以前那样通过深度休息来补充能量,重新精神焕发,保持健康。这种失衡持续下去必将影响脏器系统的自我平衡和身体的痊愈能力。

明白我们神经系统的激发和平静反应是迈向自我护理的另一步。平静的休息对于释放疼痛和紧张至关重要,对整体健康和身心活力也必不可少。

应激反应

自主神经系统自动支持和控制我们的存活以及重要功能,根本不需要我们有意识地去想。自主神经系统包括两部分,即交感神经和副交感神经。

交感神经:交感神经系统使身体能自动应对危险、压力或情绪变化。为使身体能突然采取行动,它使身体向分子输送更多的血液,提供心率和血压。如果身体感受到危险,它发出肾上腺素反应信号,为身体迅速移动准备能量。我们身体所有这些"应激反应"都受交感神经系统的支配。

副交感神经:副交感神经系统控制重要器官和腺体的功能。它能在我们休息和睡眠过程中实现脏器和功能的最佳恢复和营养。副交感神经系统增加血液流向器官,降低心率和血压。副交感神经系统的功能之一就是对抗和平衡交感神经系统引导行动的"或战或逃"反射。我们最好记得副交感神经系统在我们十分放松的时候正在进行它自己深层次的赋予生机的工作。

旁观平静

保持神经系统平衡的第一步就是要学会察觉您自身不平衡的征兆。观察您的呼吸,观察呼吸的快慢,观察身体的紧张程度,观察您对各种刺激的情感反应。有了这些意识,我们才能学习减少体内紧张的方法,协助我们身体的康复和恢复修复能力。

练习骨骼与身体自我矫治疗法的自我护理包括旁观平静。这种放松但同时又专注的状态,可以使我们体会到自然状态下应该是什么样子。我们暂停评判的思维,因为它往往导致焦虑、担心和害怕。让我们的思维处于中立,身体才有机会沟通直接的感受。这也给神经系统以及身体的其余部分一个机会来重新校准和自我修复。以这种中立旁观的心态来见证平静,对身体以及疼痛的担心和焦虑都将暂时中止。

正方形呼吸

"正方形呼吸"源自瑜伽普拉那雅玛呼吸法,可以用来平衡和放松神经系统,从而使我们能无忧无虑地进入自我。调节呼吸可以使神经系统进入平衡的节奏。只有身体处于放松状态,人才可以进入平静与安宁。情绪平静,思维冷静,身体的本能反射也才能获得自我修复的能力。

1. 吸气的同时默数到4;

2. 屏住呼吸默数到4;

3. 呼气默数到4;

4. 屏住呼吸默数到4。

默数时想象在画一个正方形的四边:当吸气并默数到4时,就画好了正方形的一边;当屏住呼吸再默数到4时,又画好了正方形的顶;当呼气并默数到4,想象画好了与第一条边相平行的边;当再屏住呼吸默数到4,就画好了正方形的底。然后重新开始。

如果开始觉得有难度,可以换成长方形。吸气默数到 4,屏气默数到 2,呼气默数到 4,再屏气默数到 2。随着您对调节呼吸模式的熟悉程度加深,您会很容易过渡到边呼吸边用意念画正方形。

※ ※ ※

在自我体会的过程中一定要保持警觉、好奇和平静。将注意力集中到您身体的感觉可以使您的意识与身体相通。

很多人只在需要时才不得不关注他们的身体。如果一次受伤造成活动受限或者疼痛,他们就开始积极探究什么方法有效、什么方法使人感觉舒服以及什么方法使人不舒服。不关注身体的反应,身体运动的幅度就可能受限,同时大脑开始僵化地认为这些限制是无法改变的。

练习这些运动和释放技能可以帮助您认识自己的身体,帮助您区别哪些姿势和运动能带来最佳的缓解效果。当您与自己的身体形成一种关注、和谐的关系时,您对自己自我健康调节能力的认识、理解和欣赏将得到增强,您轻松自然地感受到舒适的能力也会增强。

发现并培养舒适的态度

疼痛可以让我们筋疲力尽、魂不守舍,这种感觉有时如此强烈,以至于严重影响到我们的生活质量。疼痛的刺激给每一种感受都添上颜色。当我们除了疼痛再也感受不到其他什么时,我们也就触摸不到快乐或宁静,对生活中的一切都充满了厌烦。我们再也无法辨别不同的感觉。

我听说,疼痛绝大部分是对最初痛觉刺激的一个习得性反应。作为对疼痛的反应,我们起初产生肌肉紧张和收缩,很快我们开始对疼痛的预期产生收缩,慢慢地降低了正常的活动范围。我们开始习惯注意到它并经常检查它是否存在，或者以紧张来保护自我避免感觉疼痛的可能性。疼痛似乎在我们日常生活中如此常见，以至于我们很难想象没有它生活会是什么样子。

但是，如果我们用对疼痛同样的关注度来聚焦舒适，结果又会如何呢？或许舒适也可以被习得。或许我们开始观察和随时提醒自己对于舒适的感觉，注意到那些更棒的感觉。当我们感知到那些更妙的感觉，我们就可能主动倾向它。我们越朝向这种感觉，我们就越预期疼痛缓解。通过观察和对舒适的偏好做出反应，我们逐渐学会用更舒适的习惯替代疼痛的习惯。骨骼与身体自我矫治疗法的自我护理练习就是这么简单。

当我们刻意放慢生活的节奏，开始观察和追踪我们的感觉，我们开始发现哪些运动可以促进舒适和放松，我们开始认识到其中的差异，即便这种差异很微妙。少量的缓和能逐渐替代巨大的疼痛。关爱自己，时刻注意对自己温柔，我们会适应自己没有常见的预期疼痛时身体的感觉。渐渐地我们开始认识到我们每次都可以选择去体察更好的感觉并向它靠近。这种认识和对自我感觉的适应使我们进入自我痊愈的过程，并日益迈向健康。

记忆舒适的感觉

一旦您认识到身心松弛的感觉，您就能通过练习以回到这些感觉和心情。想象自己在放松：注意到身体在松弛，使您能享受这种感觉。然后这种感觉成为您身体和心理的牢固记忆。当患者反映说上好一堂课后感觉舒服很多时，我告诉他们要记住这种感觉，并在他们需要提醒自己放松时唤醒这些记忆。通过这种方法，我们开始回到舒适的自我再教育过程。

骨骼与身体自我矫治疗法中的姿势运动法的作用原理是什么?

我第一次上姿势练习法课时,听亚瑟讲述了身体自我修复反射。从柔道训练中,他认识到身体迅速恢复并维持平衡的反射能力。他用牛顿的第三运动定律来解释这种现象:每个作用力总有一个方向相反、大小相等的反作用力,每一次相互作用中总有一对力在同时起作用。

从他的正骨术中,亚瑟明白了身体正常范围的活动是围绕关节的两组相反方向肌肉平衡的结果。这些肌肉总是成对起作用,处于关节一侧的肌肉舒展并伸长,同时相反方向的肌肉收缩变短。如果一个肌肉群收缩过度,无法对内部提示做出反应,那么相反的肌肉或肌肉群就持久保持过度伸展状态。如果身体里这种对应的肌肉群长期处于失衡,身体就会出现不适并无法顺利完成正常运动的幅度。

通常,为了避免疼痛,身体缩紧,周围的肌肉收缩,阻止运动。对疼痛的害怕加剧了这种紧张。关节的固定或许能暂时解决疼痛问题,但它同时产生补偿性紧张与紧缩,结果限制了痊愈和最终重建正常运动。

亚瑟的理论是:如果您提醒身体在做什么,也就是说,如果您稍微过度伸展已经过度伸展的肌肉和稍微挤压已经收缩的肌肉,那么身体会意识到这种失衡并自我修复。

这种自我认识部分来自于肌肉的伸展量,但主要还是靠负责本体感受的神经。本体感受神经告诉身体其所处的位置,并调节姿势和运动。他们由运动和挤压来完成刺激。

当然这些理论听起来都不错,但在实际中如何加以应用呢?

亚瑟的机会来了。在一次课上,一位女士的颈椎僵硬,他根本无法在不造成剧痛的情况下使她的颈部变成任何姿势。注意到肌肉紧张模式的方向以后,他帮助该女士采取收缩颈部的姿势,然后轻微将其颈椎关节向中间挤压,进一步压缩肌肉。突然该女士的颈部开始能自主运动,所有的紧张和疼痛都解除了。

通过支持她最舒服的体位,这也几乎是她自己保持的姿势,亚瑟找到了身体的反射能力来进行本能的自我修复,释放紧张,重建舒适和正常运动范围。就像鞋带上的一个结,如果您拿起鞋带上松弛的部分朝结方向使劲拉,这个结将更容易打开。再如一扇卡住的窗,有时您先把它关一下,会发现更容易打开。

第一部分　准　　备

第一章

开始前须知

使用《简易全身疼痛消除手册》

　　《简易全身疼痛消除手册》的编排结构是为了我的大多数学生能轻易掌握，希望对您也如此。每种技法都以前一种为基础，无论是结构的完整性还是书面信息。许多描述都以精炼的点滴或者是我多年练习和学习经历中浓缩出来的精华开始。它们的重要性超越了具体的身体部位，因此您一定要记得阅读，即便您认为并不需要某个具体的技法。

　　我们从下背（腰椎）和骨盆开始，这两个部位可以说是健康姿势的基础。髋关节、大腿和脚让我们站立于地面，构成了一幅完整的基础。此后的释放技法再回到脊椎的中段和上段（胸椎）。释放了上背和下背后，您就可以练习体位矫正了。再往后就是胸腔、肩部、手臂和手。颈部和头部，包括眼睛、耳朵、下颌是我们身体练习的最后部分。最后一章讲述特殊情形，例如与姿势障碍、脊柱侧凸、坐骨神经痛和踇外翻有关的累积应激障碍。

　　尽管上面所说很重要，但您可以随意跳跃部分章节，使用释放和运动来解决您的特定问题。

　　身体是一个鲜活的、运转的、包含相互依存的诸多系统的有机体，所以您可能需要处理邻近或相关部位来完成释放和恢复舒适与功能；了解相邻的身体结构，促进它们彼此的和谐关系。

　　在尝试任何运动与释放前，请确保您已经完整阅读了指示并且理解运动的步骤。如果您能在实际进行身体运动前想象甚至感觉到您自己在做这个姿势或运动,将会很有益处。

更重要的是您发现并运用对您起作用的方法,而不是一味模仿我提出的所有建议。记住这些运动的目的是帮助您找到舒适和放松,而不能替代必需的医疗。

自我护理运动的类型

- 使用释放姿势来缓解疼痛、释放紧张;
- 利用运动练习来维持可动性和灵活性;
- 利用等长和等张练习来实现快速释放;
- 利用等长和等张练习来提示身体潜在的运动能力并强化新的运动模式;
- 利用意识练习来进一步深入探索您的运动模式。

释放姿势技法能释放肌肉紧张模式。它能打破身体受伤时建立起来的补偿和僵持模式,帮助重设天然的自我修复反射。

呼吸练习能增加组织的供氧,刺激放松,促进愈合能力。放松状态下的呼吸犹如体内按摩,能重建体内天然的平静节奏。

运动练习能释放紧张模式,提示本体感受神经认识更大范围的功能选择。运动对学习很重要,能促进建立新的神经通道。

意识练习将注意力集中到对身体的直接感受。这种有意识的感受带来领悟和信任,促进功能与舒适。在运动开始发生的地方,肌肉联合起来产生运动。意识促进重塑的潜能。

等长和等张练习帮助释放肌肉紧张模式,唤醒神经系统产生特定的运动潜能,增加运动能力的强度和幅度。

想象在实际运动发生前和(或)在发生过程中,这个意念可以增强效果,等长运动和等张运动尤为如此。想象使大脑和神经系统适应另一种方式,从而帮助释放犹豫、害怕或运动潜能抑制。

等长运动和等张运动：释义

等长与等张运动练习对于受伤——如肩凝症限制运动范围等很有好处。它们对于因害怕疼痛而使神经系统限制活动范围等情况也大有好处。

等长一词的英文为 isometric，"iso"意为"相同"，"isometric"意为"相同的长度"。在等长练习中，您用 20%左右的力量做轻柔运动，这些运动会遇到相同的阻力。这种对预想运动的阻力维持7～10秒，然后释放，使预想运动完成并感觉增加了运动潜能。

通过这种方式，即便神经系统试图发出信号让肌肉伸长，肌肉仍然会维持在某个特定长度。等长练习可以释放过度缩短的肌肉或者帮助重设信号机制。这样一来，紧张或僵硬的模式被打破，身体的潜能被唤醒。

等张（isotonic），意思是"相同的张力"。在等张练习中，轻柔的阻力被施加来对抗运动，但是它不是使运动停止下来，而是允许缓慢、匀速的运动，以便肌肉在其运动范围内维持一种稳定的张力（还是大约 20%）。等张练习在肌肉的整个运动范围内强化这些肌肉。

在等长练习中，阻力阻止运动。但在等张练习中，在施加阻力的情况下还是可以缓慢稳定地运动。

在骨骼与身体自我矫治疗法中，所有等张和等长练习都从一个舒适的位置开始，当您尝试用 20%的力量从这个位置开始移动时，施加轻微的阻力，大约半磅。10 秒以后，这个身体部位被动跟随预想运动，以便增强增加的幅度。通常这两个运动一前一后使用，开始做等长练习使肌肉参与，然后做等张练习来确定并强化运动范围。千万记住在等长和等张练习中遇到阻力后都要坚持完成预想的动作。

释放点与释放位置

关于释放位置

1. 身体的每个疼痛点或区域都有一个舒缓疼痛的位置。

2. 有效释放取决于找到您自己身体的正确释放位置。

3. 要找到您身体的最佳位置需要冷静、好奇、探索和不带主观性的注意力。

4. 缓慢而轻柔地进入和退出该位置,避免冲过"刚刚好"的位置。动作慢下来,慢慢探索。

5. 释放位置与身体保持的方式很接近。例如,如果您的一侧肩膀比另一侧高,释放位置可能就在使那个高的肩膀感觉舒服的位置。

6. 通常而言,释放位置"弯曲"、"凹陷"或"折叠"在疼痛点或区域周围,使紧张区域松弛并缓解疼痛。

7. 如果您处于正确的位置,指示点就不会再酸痛。如果这个点不如以前那么痛,这意味着您的释放点就在附近,八九不离十。这个位置可能起作用,或者您还需要进一步微调,找到一个更能完整释放紧张模式的位置。

8. 向关节轻微挤压可以帮助身体感觉到失衡,并刺激自我矫正反射,因此绝大多数姿势练习都包括挤压。

9. 您可以通过许多不同途径感觉释放:
   ● 增强的舒适与缓解感;
   ● 自然的深呼吸;
   ● 逐渐放松;
   ● 腹部咕噜作响;
   ● 以前紧张的点位或区域松弛或出现轻微的搏动;
   ● 监控手指出现颤动或疼痛感。

10. 千万要缓慢退出位置,以免重新刺激您刚刚释放的障碍模式。

11. 释放完成后,对自己要温柔。不要试图用可能重新刺激紧张模式的运动方式来检查这个区域。给释放足够时间来自然整合。记住,即便疼痛已经消失,身体还在痊愈:协助促进痊愈,千万不要过度。

12. 如果紧张重现,从容地回到释放位置,温柔地提醒身体舒适的感觉。

指示点

身体的任何疼痛点都可以用作指示点,此外,我们还有一些特定的指示点。指示点也被称为紧张点、释放点或反射点。它们能帮助您评估劳累、紧张与疼痛。它们常常指示来自不同部位的紧张。例如,我们用骨盆前部的指示点来鉴定下背与骨盆的失衡。

通常,释放通过凹陷或合拢指示点周围区域实现。每个提示点与一个特定的疼痛和紧张释放位置对应。如果您在姿势练习过程中进入到这个点,并且没有感觉到紧张与疼痛,那么您就知道自己处于最佳位置。姿势练习后,您可以复查这个指示点,看看疼痛和不适是否减轻或者彻底消除。尝试一下建议的姿势或者您能够发现更舒服的姿势。

在姿势练习和释放过程中,用中指指肚轻微接触,有助于引导身体的注意力。这通常被称为"监控"指示点,因为我们在通过指尖观察细微的变化。您或许会感到组织松软或者监控手指感到一阵热度或搏动。您也可能感到嗞嗞作响、痉挛或者疼痛感。当身体从这个点释放多余能量时,有时会出现这些情况。如果出现这种情况,可以把示指从身体移开,只用中指来继续监视。

第二部分　基础与根基
——下体

第二章

腰　部

发现您与腰部更深层次的关系

我经常发现,学生们一堂课下来感觉更好以后,就迫不及待地要开始做那些他们在遭受疼痛期间暂时无法完成的事。他们发现,很难留给身体痊愈的时间,也很难控制自己在短期内有过高的期望。

我曾经接到一个因为坐骨神经痛而卧床数月的女性打来的电话。我们一起上了几次课后,她感觉疼痛减轻了不少。几个月不活动使她肌肉有些虚弱。考虑到这一点,我鼓励她一次走一小段路,只要一感到肌肉紧张、收缩和不适就躺下重复骨盆呼吸练习。在下背部放松以后,她可以再次站立,继续短暂行走。就这样断断续续的休息、释放与行走,肌肉可以恢复力量,她也能够更长时间承受重量。增加有节奏的活动应该有助于促进愈合、灵活性和力量。

在经历疼痛和卧床数月后感觉如此之好,以致让她很激动,她也毫不压抑自己想运动的欲望。尽管她感到下背又出现收缩、紧张和不适,但是她认为这种疼痛没有练习之前那么厉害,她可以咬咬牙挺过去。她的急躁中断了痊愈过程,她再次因疼痛而卧床,于是我又接到她从病床上打来的电话。我们只好再从头开始。

那些经历过突然腰部疼痛的人可能曾经一直很活跃。他们不但要照顾好自己,还有足够的精力来帮助朋友。他们可能根本不把从汽车后座搬出27千克(60磅)重的盒子这样的事情放在眼里,这个动作要求脊椎提升和扭转。他们或许在此后的 1 天或者 1 周,当弯下腰去取冰箱最下面抽屉里的一根胡萝卜时,突然惊讶地发现自己站不起来了。接着他们陷入恐慌。他们的日程安排得满满的,时间总是不够用,他们带着疼痛躬着身体出现在办公室,心里想着这种情况要多久才能好转,因为他们实在有太多的事情要做。

下背部或腰部有着其象征意义,它代表着我们的稳定感,以及维系我们生活的一切要素。当某些生活稳定因素发生变化,例如出现工作变动、人际关系变化或者搬家等,人的腰部就可能会"熄火"。这些人生重大变化往往让人不知所措,身体结构也同时承受巨大压力与不确定性,出现"熄火",人们可能在心理上与生理上都无法确定到底要靠什么才能得到支撑。

这些释放姿势与运动练习,可以帮助我们认识到缓解疼痛是可行的,它们帮助身体融合新发现的更轻松更健康的模式。腰部的痊愈除了释放姿势与运动练习以外,可能还需要其他因素的配合。此外,痊愈过程中也可能会出现未被察觉的情况中断痊愈或者诱发疼痛反应[1]*。

当患者问起到底需要多少时间能痊愈时,我的标准回答是,"需要的时间,等同于您与您的腰部建立起新的关系所需的时间。"

要实现这种不同的关系,您或许需要减缓生活与工作节奏,多给自己一点时间,致力于让您的下背部感觉舒适,同时留意哪些姿势可以带来疼痛缓解以及什么运动可以增加您的舒适程度。

腰椎的解剖结构

腰部有 5 块腰椎堆叠在一起,形成一个完美的略微向前的曲线。这部分脊柱承受最多的重量,因此腰椎也是脊柱所有椎骨中最厚和最大的。椎骨间凝胶样的椎间盘既起缓冲和减震作用,同

---

* 编者注:本书所有注解请见附录"注释"详列。

时也让椎骨具有一定的运动性。腰部的主要运动功能包括前屈
（屈曲运动）以及后弯（伸展运动），但也可以进行适度的侧弯以及
旋转。腰部支撑整个脊柱和上体（图 2.1）。

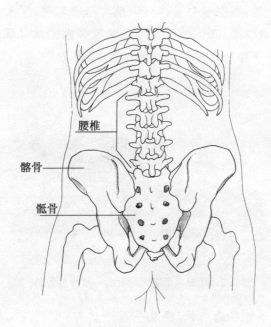

腰椎

髂骨

骶骨

图 2.1　腰椎的解剖结构后视图

腰部采用腹式呼吸的一般释放姿势

这是我要向所有腰部疼痛的人推荐的首要练习。

花 20 分钟用这个姿势静息和呼吸。这个释放姿势让您的身
体结构松弛任何紧张以及收缩模式。缓慢而又均衡地呼吸将有
助于重建放松感和宁静感。

如果可能，在一天之中多次尝试这个释放练习，尤其是当背
部疼痛与紧张在很大程度上限制了您的活动，使您不得不频繁躺
下时。如果您只能花 10 分钟进行这个释放练习，那也可以。关键
是练习过程中保持舒服的姿势、注意力的集中、均衡缓慢的呼吸，

以及想象呼气时气体从腰部得到释放。

▶ 仰躺在地板上。双膝弯曲,小腿放在椅子或者沙发上。您的脚后跟以及小腿应该与膝关节持平或者稍高。缓慢地移动膝关节,一次一边,稍微移向身体一侧或者移近胸部,探索并调整直到您找到最佳位置,在这个位置您的背下部感觉最舒服。如果需要,可以在头下垫一个枕头来增加舒适度(图2.2)。

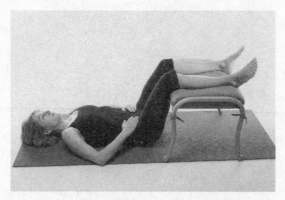

图2.2 腰部采用腹式呼吸的一般释放姿势

保持这个舒服的躺位,将双手置于腹部,缓慢而又深深地吸气。随着气体充盈您的肺底部以及您的胸腔,您的腹部开始抬升。然后缓慢呼气,腹部又下降并变软。感觉腹部吸气抬升、呼气变软。感觉气息在呼气时流经腰部(图2.3和图2.4)。

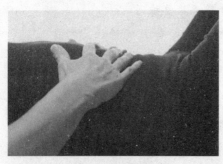

图2.3 腹式呼吸:吸气

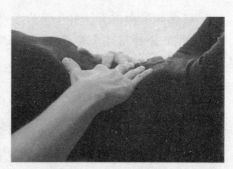

图2.4 腹式呼吸:呼气

维持吸气和呼气时的缓慢而均匀的节奏。让口腔与嘴唇处于松弛状态。不要在呼气时用力吹出气体,只是让气体自然流出。

在练习过程中任何时候只要您感觉到腰部出现新的不适,再次缓慢移动您的双腿,寻找到您此时此刻的舒适位置。

有一次,我的一个学员反映这个练习似乎没有什么效果。我仔细检查了她的姿势以及运动,并问她每次花多少时间做这个练习。结果我发现她每次做这个练习的同时还在阅读。我告诉她说,阅读会干扰练习的效果,她开始觉得很失望。但我又接着说,她必须在不阅读的情况下用15~20分钟来做这个练习,然后可以在进入最佳位置后保持这个姿势阅读20分钟,她由失望转为高兴。有时腰部疼痛的人需要医生开处方静养几天。

解剖结构

腰椎比其他椎骨更厚,是脊柱主要的承重结构。我们向前运动时,重量从腰椎经骨盆传递到我们的腿。如果我们的腰部受伤,身体往往会锁住肌肉以获得充足支撑的感觉,结果我们的潜在运动范围因此而大大缩短。

腰部运动:骨盆随呼吸弯曲////////////////////////////////////

这个练习最好在上面介绍的腹式呼吸练习和(或)下面要介绍的第5腰椎释放姿势练习之后进行。这些非承重运动练习,提醒我们的神经系统身体所具有的放松的运动范围。我们让肌肉在没有重量引起过度疲劳的情况下,感觉到这些运动潜能,并重新构建,发挥更强的功能。

保持在舒适的范围内,如果运动导致疼痛或疲劳,减小动作幅度,找到一个方法既能完成动作又不会引起疼痛。

如果您找不到一个舒服的方式,回到腹式呼吸练习,同时尝试第5腰椎释放姿势。记住一定要以舒适度为纲。

这个练习可以花1～10分钟,只要您没有感到疲劳,始终感觉舒服。

▶ 仰躺,双膝弯曲,双脚踩在地板上。让膝关节与脚收拢紧靠髋关节。开始腹式呼吸,深而慢的吸气使您的腹部抬升,想象每次呼气通过您的腰部排出。

当您建立了放松的呼吸节奏后,在呼气过程中轻柔地用双脚推地,使脚底承受更多的重量。让这种推力沿腿向上传递,轻柔地摇晃骨盆,将耻骨弯曲朝向天花板。耻骨上弯将使下背部向地板方向压平。如果您觉得这个动作较难完成,尝试将您的脚靠近您的臀部。(如果还有困难,试试下面的"挤压和释放"练习。)

在您吸气时,缓慢地释放腿部承受的重量,让腹部抬高,骨盆被动地摆回原先的位置。

继续在呼气时柔和地用脚推,从而使骨盆弯曲,在吸气过程中让骨盆再转回平常位置。腹部肌肉在整个练习过程中始终保持松弛,呼吸的气息自然地流进流出,不施加任何的力量(图2.5和图2.6)。

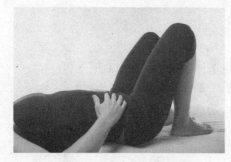

图2.5 吸气,脚不承重

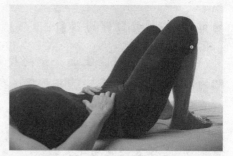

图2.6 呼气,推脚弯曲骨盆

挤压和释放②(辅助上面的骨盆弯曲练习)

▶ 舒服地仰躺,双膝弯曲,脚踩在地板上。轻微地弓起后背,然后放平。轻柔地将下背部向地板挤压,注意感觉您的耻骨如何卷起。然后释放这个动作。

再次用下背部压地板,这次增加脚的推力,感觉有脚推力支撑的骨盆卷曲运动。然后看您是否能让骨盆运动完全由来自双脚推地板的推力完成(图2.7和图2.8)。

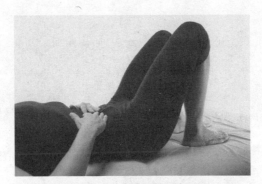

图2.7 用下背部挤压地面

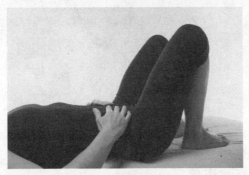

图2.8 下背部放松

等您掌握了这个动作以后,再融入腹式呼吸。

第5腰椎

解剖结构

第5腰椎是最大也是位置最低的腰椎。它位于骶骨(脊柱底端三角形的骨)上面。第5腰椎与骶骨的结合点也往往是腰部疼痛常发部位,造成"后背熄火"的不舒服感觉。对于所有腰部疼痛、痉挛、纤维肌痛,尤其是当您无法直立时,都可以通过释放第5腰椎来加以缓解(图2.9)。

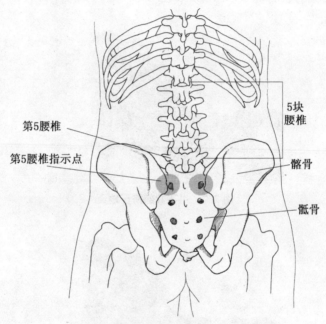

第5腰椎

第5腰椎指示点

5块腰椎

髂骨

骶骨

图 2.9 第 5 腰椎指示点

第 5 腰椎的释放姿势

以下这两个姿势可以在 1 天之中多次重复。做能带来最大缓解的那个练习。当您的后背开始放松,劳累与疼痛减轻时,结合腹式呼吸、骨盆随呼吸弯曲以及利用睡眠支持脊柱天然弯曲等练习进一步加以巩固。

➤ 通过检查指示点确定哪一边更痛:

● 双手放在髋关节上,大拇指朝脊柱方向;

● 大拇指沿髋骨上缘一直向下行走到骶骨；

● 感觉髋骨上的轻微突出，即髂后上棘*（图2.9）；

● 第5腰椎的指示点正好位于这个轻微突出的后缘内侧（图2.9）。在两侧髂后上棘的内缘用力挤压，其中1个或2个指示点出现酸痛或压痛，说明第5腰椎需要释放（图2.10）。

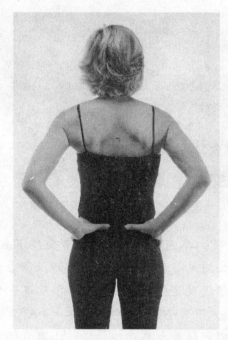

图2.10 找到第5腰椎指示点

先处理最酸痛的那一侧，这一侧也称为患侧。

垂 腿

这个释放练习通常是对腰部疼痛最有效的练习，因此要最先做。

---

* 编者注：原书图2.9未标示髂后上棘位置，请参照图3.5。

➤ 俯卧在床上,患侧靠近床沿。让您的下身靠经床边,而您的上身则斜向床里面,以便您将腿垂下床沿。您弯曲的膝关节指向地面,您的脚轻轻地放在地板上(图 2.11)。

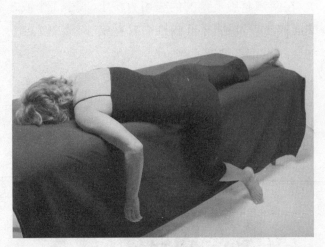

图 2.11   第 5 腰椎释放姿势:垂腿

您要借助重力,尽可能让腿从髋关节自然下垂,同时尽量保持舒服。不要试图用您的下背部、腹股沟以及下垂的腿来支撑您的重量。如果您发现这样很僵硬或者您很难以这个姿势保持放松,您可以在膝盖下面垫上一把椅子或者一个垫子来获得支撑。

微调姿势以获得最大程度的舒服。让您的整个身体以这个姿势放松并维持几分钟。

注意:从释放姿势退出时,让您的另一条腿也滑出床外,这样您可以将身体重量慢慢地移到站在地板上的两只脚上并站立起来。滑腿的方法可以让您的后背维持释放,从而防止重建紧张模式。(如果您试图将垂下的那条腿举回到床上,您可能会抵消释放练习,重建紧张模式。)记住:一定要缓慢地进入并退出这些释放姿势,以便微调姿势并保持释放(图 2.12~图2.17)。

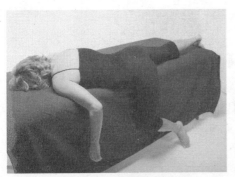

图 2.12　第 5 腰椎释放姿势

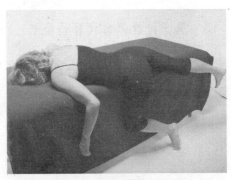

图 2.13　另一条腿滑离床面

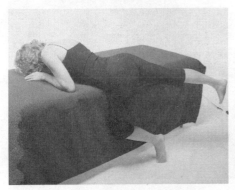

图 2.14　手臂抬到胸部位置

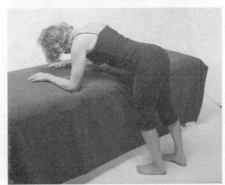

图 2.15　体重转移到双脚同时用手臂向上推身体

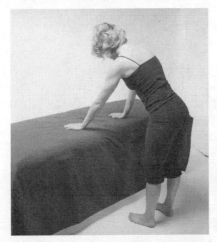

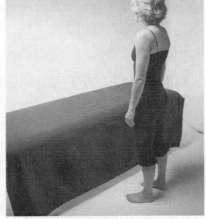

图 2.16 和图 2.17　推正站立

第 5 腰椎的替代释放姿势 //

如果"垂腿"姿势不舒服或者不能起到释放作用,试一试下面的这个替代姿势。

▶ 俯卧在床上,让您非患侧(没有压痛点)的脚踝放到患侧脚踝之上。您可以在非患侧的髋关节和大腿下面垫上一个枕头来获得支撑(图 2.18)。

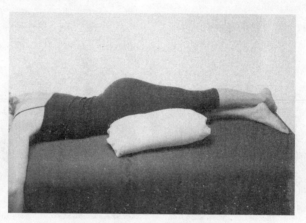

图 2.18　第 5 腰椎替代释放姿势

维持这个身体彻底放松的姿势1～2分钟。

缓慢地翻身退出该姿势,以便维持释放。

腰椎的等长或等张练习和伸展

克服阻力的等长与等张运动可以让神经系统重建正常的运动功能,使我们能够克服受限模式。

下面的 3 个练习能够释放妨碍背下部、髋关节以及腿部轻松运动的僵硬模式。

做这些练习时,您需要侧躺,因此找一个舒服(不要湿软)的平面,您可以在上面躺下,伸展和适量运动。铺在地上的一块舒服的小地毯、一个瑜伽垫或者是一张不是很软的床都可以。用一个枕头来支撑您的头,让颈部放松。

在做这些练习的过程中始终保持舒服。要获得最好的效果,您必须要完全舒服,不能引起任何疼痛。如果您无法在无痛的情况下完成这些动作,那就不要做。

等长练习:打开紧锁的下背部

有些人有腰部疼痛,因为他们倾向于锁住下背部,不允许髋关节的运动传递到腰部。这个练习的目的就是通过促进腰部的后曲来打开这些锁住的运动。

▶ 侧躺,弯曲双膝并用双手抓住。在呼气时,缓慢地用膝关节推您抓膝关节的手,感觉这个动作延伸到您的髋关节并将您的下背部推离您的膝关节。一定要感觉膝关节的推力转移到骨盆,让您的耻骨向前弯曲,从而使您的腰部完成一个圆形运动(图 2.19)。

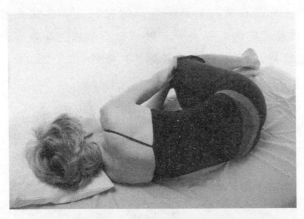

图 2.19 推膝使腰部向后弯曲

缓慢地松开抓膝关节的手,让您的双腿伸直,完成它们刚才试图完成的动作。

姿势和等张运动：下背部的侧弯运动

➤ 侧卧，双膝弯曲 90°角，与您的髋关节齐平。保持膝关节位置不变，缓慢地将双脚和脚踝举向天花板，然后放下。注意感觉您下背部在做这个动作时的舒适程度。如果舒服，再重复几次（图 2.20）。

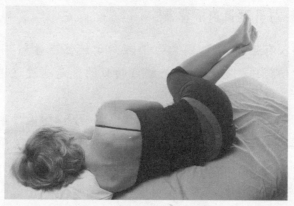

图 2.20　腰部的举腿侧弯

您的下背部在脚与脚踝举起来的时候是否感觉更好？如果是，那么这就是您的舒服姿势。用一个垫子来支撑脚与脚踝处于这个舒服姿势，并保持这个姿势休息几分钟（图 2.21）。

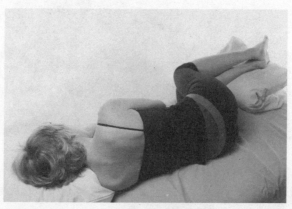

图 2.21　腰部侧弯释放姿势

启动等张运动：轻柔地用脚和脚踝向下压垫子（图 2.22）。移开垫子，再重复抬升脚踝的动作（图 2.20）。检查舒适与轻松程度。

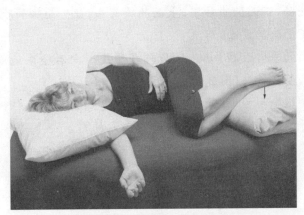

图 2.22 脚向下推压枕头 10 秒

换一侧重复这个姿势和等张运动。注意感觉一侧是否比另一侧更轻松。如果是，那么总是从轻松的那一侧开始，这样有助于释放和平衡另一侧。

这个练习的另一种变化形式就是握住您的脚踝，在您试图朝下蹬脚的时候给自己一个阻力达 7～10 秒钟。然后与等长运动一样，松开手，让脚完成刚才试图完成的动作。您也可以通过改变膝关节弯曲的角度来变换不同的伸展运动（图 2.23 和图 2.24）。

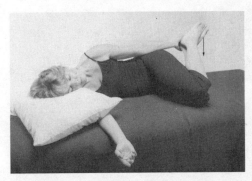
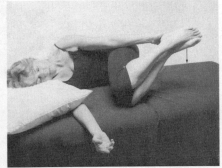

图 2.23 和图 2.24 膝关节不同弯曲角度的等长运动变化

放松的旋转伸展增加腰部的灵活性//

▶ 侧卧,下面的脚伸直,上面的脚弯曲,让上面脚的膝关节稍微位于下面脚的前面。

上面的手臂放在体侧,让肩与手臂缓慢向后坠向地面,以这种舒服的姿势伸展(图2.25)。

保持这个姿势,让您的整个身体休息和放松。记住:要同时进行深呼吸。让您的头轻柔地转向上方的肩。这个动作是否让您的肩更加松弛呢(图2.26)。

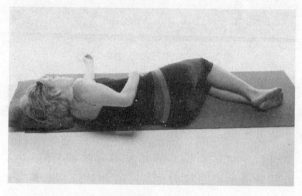

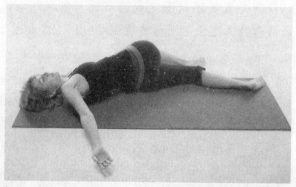

图2.25和图2.26 放松的旋转伸展增加脊柱柔韧性

您还可以把手臂放到头上方。换一侧重复刚才的练习。

第三章

骨盆:骶骨、髋骨、骶髂关节和尾骨

玛丽安妮的故事:骨盆甲状腺综合征

有一次当我在澳大利亚举行讲座和演示时,一位女性自愿参与骨骼与身体自我矫治疗法的演示体验。她名叫玛丽安妮,是一位按摩治疗师。为了更好地为患者服务,她正在积极学习新的技能。我问她希望在这次演示中处理她的什么问题时,她向我陈述说,最近感觉腰部有些不适,而且她的声音也变得沙哑。即使她的感冒好了以后,她的嗓音还是没有恢复正常。她怀疑是甲状腺有毛病,但医院的检测,显示她的甲状腺指标处于正常范围。她说她这次就是想让她的嗓音恢复正常。

我向她解释,有时候当骨盆以及腰部功能失衡时,其反射可以扩展到很多其他的器官以及腺体①。通过检查,我发现玛丽安妮双腿的长度有些不一致。她告诉我说,一次受伤以及后续的手术,使其中一条腿变短了一点。她以前在短的那条腿的鞋里放一块高垫,但最近不垫了。

在对她腰部进行姿势释放后,尤其是第5腰椎释放以及髋骨(髂骨)释放后,她的腰部就获得了更大范围的运动以及灵活性。然后我们就进入上背,用姿势法来释放沿脊椎排列的一些压痛点。接下来我们就用姿势释放来处理她的肩部以及锁骨。大约20分钟后,我们最后释放她的颈部并检查她喉部舌骨的运动偏好,以便释放那里的紧张。

　　释放练习完成后，玛丽安妮站起来，开始描述她的腰部感觉好了许多，接着她突然意识到，"我的声音回来了。这就是我正常说话的声音。"我想在场的每个人都对她的声音变化如此之快而感到震惊。

　　我的研究告诉我，我们不能总是期待在释放练习后都能出现发生在玛丽安妮身上的立竿见影的奇迹。身体的各种问题往往是多年姿势失衡与代偿的结果，因此对身体的重塑以及矫正失衡的过程也需要相当长的时间。

　　当我们绊到街边的路沿时，我们身体本能的反射机制可以防止我们摔倒，这种机制是我们本体感受的组成部分。本体感受是一个神经反应网络，提供身体位置的信息并协助协调和管理我们所有的运动反应。这种自我平衡的反射网络能记忆实现功能的最佳运作方式。正是得益于这些本体感受反射，我们才能在上楼梯时不用思考每一步需要抬多高。

　　然而，有时在摔下街边路沿后，我们的反射却无法重设，回归正常。我们身体形成一种紧张或代偿模式，这种模式会改变身体运动的常规方式。我们的本体感受此时融合并记忆了这种代偿模式。但在这种代偿模式之下尚存对于功能的最初记忆，通过姿势释放以及轻柔挤压等可以获得并重新设定这些记忆。重设的过程长短取决于我们使用这种代偿模式的时间长短、我们反射的健全程度以及反应性高低。

　　玛丽安妮的故事说明骨盆以及腰部是身体结构与功能完整的基础。整体结构记忆可以通过用姿势法释放各种紧张与紧锁模式来唤醒。她的反射平衡在身体恢复功能与基础完整后自然而然地得到恢复。

解剖：骶骨、髋骨、骶髂关节、腰方肌和尾骨

　　骨盆是由骶骨（我们脊椎底部呈三角形的骨）以及左右两边

各一块像盘子一样的髂骨包围而成的一个碗状结构。尾骨附着在骶骨末端,通常向下稍微弯曲(图 3.1)。骶骨的两边分别有一个骶骨与髂骨结合形成的关节。强健的韧带把骶髂关节结合在一起,同时允许骶骨与两根髋骨之间能进行轻微的摇摆运动(图 3.2)。每一块髋骨(髂骨)都与坐骨形成融合关节,这些关节再与耻骨形成融合关节,这样的结构就构成了一个骨盆(图 3.1)。

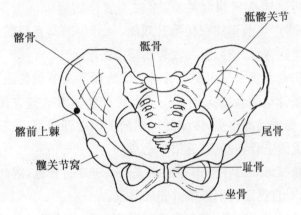

图 3.1 女性骨盆前视图

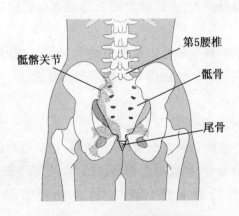

图 3.2 后骨盆及骶韧带

　　每块髋骨还形成一个窝槽结构来容纳股骨头或股骨球。这些构成骨盆的骨骼以及附着在骨骼上的韧带与肌肉对我们的内脏器官提供支持，维持我们坐时的稳定性以及行走时的灵活性。

骶骨

　　骶骨起到承上启下的作用。脊柱的重量压在骶骨，并通过骶骨斜向两边转移到球窝关节，再往下转移到腿脚。当我们行走时，每一步产生的弹震交替抬升双腿，并通过髋窝到骶髂关节，把运动传递到脊椎，使骶骨在髋骨间轻微摇摆。

　　创伤或者重复使用模式有时会导致骶髂关节锁住或紧绷，从而限制骶骨与髋骨的运动。一旦坐骨神经因为这些失衡受到刺激，就会导致髋部疼痛，疼痛还可能向下辐射到腿部，这就是我们通常所说的坐骨神经痛（见第十七章）。

　　骶骨（sacrum）在英语里有神圣（sacred）的意思，因此在处理骶骨时，对自己要特别温柔并充满敬意。

　　骶骨形成一种盾，骨盆形成一种内脏器官的保护结构。子宫就直接位于骶骨前方，因此骶骨周围的紧张也能影响到子宫周围的紧张。

　　以下介绍的释放骶骨以及骶髂关节的练习，对月经疼痛也有好处。有时在骶骨上施加压力有助于产妇分娩。

骶骨解剖结构

　　骶骨由5块椎骨融合而成，呈三角形，稍向后弯曲。构成骶骨的最上面一块椎骨，也就是通常所说的S1，与第5腰椎L5形成一个关节。骶骨的最下面一块椎骨S5与尾骨形成一个关节（图3.3）。

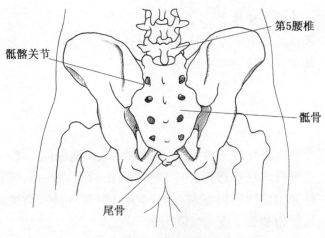

图 3.3　骶骨后视图

第5腰椎

骶髂关节

骶骨

尾骨

骶骨一般释放 ///

　　骶骨释放需与髋骨以及第 5 腰椎释放和骶髂关节练习相结合。同时参阅第十七章针对坐骨神经痛的练习。

　　▶ 仰躺,在骶骨下垫一柔软中空的橡皮球(大小与一个大葡萄柚相当)。缓慢地在球上滚动,探寻能给骶骨舒适压力的位置。记住:让舒适来引导您,发现最舒适也就是没有任何疼痛的角度(图 3.4)。

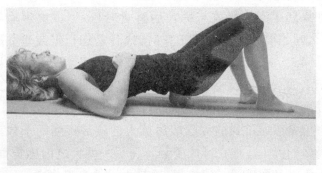

图 3.4　骶骨球

这个练习要持续 3～5 分钟。

如果您做这个练习感觉不舒服,跳过这个练习。因为您可能需要先处理其他问题或其他部位的紧张。

髋骨

我有一次治疗过一位 92 岁高龄的老人。他说他一切都好,只不过总是觉得他在街边走路时,一只脚在街上,另一只脚在人行道上。伴随保护性肌肉痉挛,他的髋骨(髂骨)扭转,结果造成两条腿的长度相差 2.5 厘米(1 英寸)。

正如我们在玛丽安妮的例子中所见,髋关节扭转可以反射性影响到多个层面的平衡,甚至影响到内分泌系统。创伤与重复性使用模式可能降低骶髂关节灵活性,随之产生的代偿模式导致腰部、膝甚至肩部的不适。如果这种失衡影响到坐骨神经,就会出现髋部疼痛,并向腿部放射,这就是通常所说的坐骨神经痛(更多有关坐骨神经痛的信息请参阅第十七章)。

骨盆平衡至关重要,而骨盆平衡又在很大程度上取决于髋关节平衡。这看起来似乎很复杂,但如果我们检查压痛反射点(指示点),然后依次处理每一个区域,我们就能开启自我矫正的运动选择与机会之门。

如果您在姿势释放与练习后感觉轻松,但很快疼痛又回来了,那么问题很可能来自于工作时,或者是您行走或坐立时反复使用的模式。一定要记住引起骨盆或髋部问题的因素可能来自于影响上面腰椎以及下面脚、膝、腿的反复使用模式。因此您也需要处理这些部位。

一位希望通过我的课程缓解恼人的腰部疼痛的承包商就是一个极好的例子。他在释放姿势练习后一两天之内感觉很好,但是之后疼痛又回来了。我推想,这是由于他在工作中使用身体的方式在重建这种疼痛模式。最后发现是他系在腰间的工具带将他的髋骨朝前推。他把工具带转过去，半天的时间戴在背后。通过调整使用模式，他的肌肉张力更加平衡，功能也更加平衡与协调。如此简单的解决方案使他能够保持平衡，工作时不觉得疼痛。

髋骨（髂骨）的解剖结构

髂骨就是我们通常所说的髋骨。我们把手放在骨盆两边的臀部就能触摸到它们（图 3.5）。每一块髋关节都与底部的坐骨形成一个融合关节。坐骨通过沿大腿内侧的一根狭长的骨（耻骨支骨）与前面的耻骨形成融合性连接。每一块髋骨都有个窝槽结构来容纳腿顶端的股骨球或股骨头。

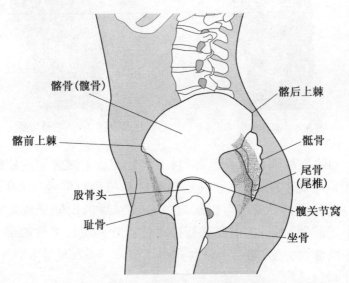

图 3.5　髋骨（髂骨侧视图）

我们行走时，髋骨轻微地前后摇摆。从楼梯或路沿滑倒可能造成髂骨无法移动。不同的肌肉与韧带收紧可能造成髂骨轻微的前旋或后旋，导致双腿长度不一致。

髋骨旋转评估

当一侧髋骨向后旋转,并处于后旋状态无法复原时,这一侧的腿看起来就短一点。当髋骨前旋后无法复原时,同侧的腿看起来就会更长一点(图 3.6 和图 3.7)。

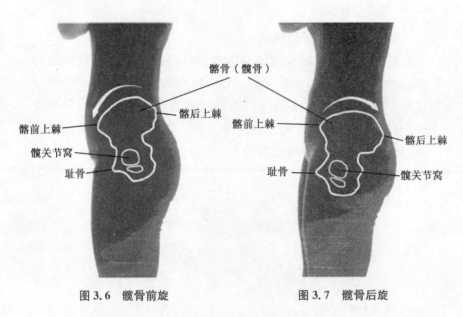

图 3.6　髋骨前旋　　　　　　　图 3.7　髋骨后旋

如果您的腿长不一致,而且不清楚到底是因为前旋使腿变长还是后旋使腿变短,您可能需要对双腿进行释放,看看哪一条腿感觉更好。您也可以通过检查反射点的压痛来确定哪一边出了问题,哪一边需要进行针对性治疗。旋转髂骨的反射点位于两侧臀上部,髂后上棘对角线下方 2.5～3.8 厘米(1～1.5 英寸)处(见图 3.8 与图 3.9)。

另外一种评估方法就是感觉髋骨在身体前方的运动限制。

▶ 仰躺,双手分别置于髋骨前方的髂后上棘(图 3.10)。双手同时感觉两侧是否对称。轻微地把一侧髋骨向后推,然后再推另一侧髋骨,看是否其中一侧有运动阻力或者能更大程度后移或弹回推力。如果一侧感觉比另一侧更靠前(躺位时朝天花板更突

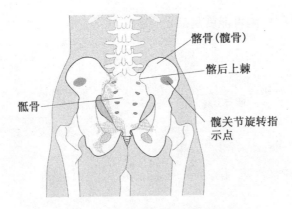

髂骨(髋骨)

髂后上棘

骶骨

髋关节旋转指
示点

图 3.8 髋关节(髂骨)旋转指示点

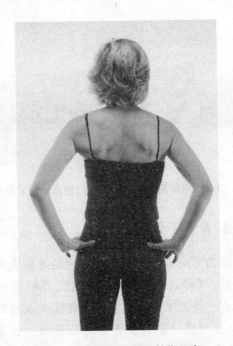

图 3.9 找到髋关节旋转指示点

出),而且在您用力推时似乎没有伸展性,那么就把它当前旋对
待,如果这条腿看起来更长时尤其是如此。而位置更低的能轻易

朝后推动的一侧可能就是后旋(图 3.11)。

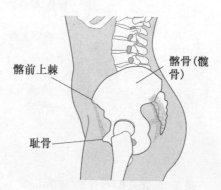

髂前上棘

髂骨(髋骨)

耻骨

图 3.10　髋关节的髂前上棘

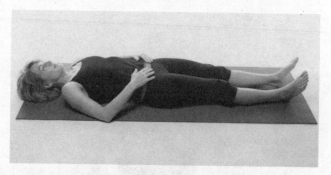

图 3.11　感觉髂前上棘(髋骨前部)的高度和运动潜能

髋骨后旋(短腿)释放姿势：蛙位

髋骨后旋最为常见，通常导致一侧的腿显得更短。检查指示点的压痛。记住：可将这些释放位置，朝髋骨锁紧方向稍微扩大一点。如果您有一条腿短，那么您就弯曲膝部成蛙位，使短腿"更短"。这个姿势使短腿一侧的髋骨更向后旋转。如果您有一条腿长，您需要这个姿势来使髋骨旋转得更前一点。这个姿势结合第5腰椎释放有助于缓解坐骨神经痛。

▶ 俯卧，缓慢弯曲患侧膝关节，同时将膝关节向体侧展开。这个姿势会使该侧髋骨更向后旋转。我们称之为"蛙位"(图 3.12)。

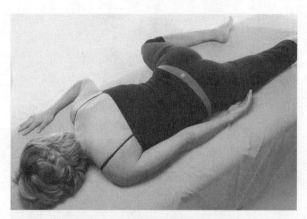

图 3.12 蛙位髋骨后旋释放姿势

将头转向膝盖所指的方向。可以用一只枕头垫在抬高的髋骨下作为支撑。

让身体处于这种放松姿势几分钟。确保自己感觉很舒服。如果这种姿势让您感到不舒服，就不要强迫自己继续。

千万记住：退出这个姿势时一定要缓慢，以免重建以前的紧锁模式。

髋骨前旋（长腿）释放姿势

出现髋骨前旋时，同侧的腿看起来似乎更长，或者髋骨在身体前方的弯曲（髂后上棘）在您仰躺时摸起来感觉似乎更高（更靠前）。

对于坐骨神经痛，如果蛙位不起作用，尝试这个姿势。它还可以与腰部释放，尤其是第 5 腰椎释放姿势相结合。

▶ 站在床角，将大腿与膝放在床上。双手置于床上，用完全伸展的手臂来支撑上体。让髋骨的前缘（髂后上棘）稍微向下坠向床。这将使髋骨更加向前旋转。您可能需要稍微弯曲一点那条站立腿的膝盖。在您的髋部没有任何不适的前提条件下维持这个姿势 10～30 秒（图 3.13）。

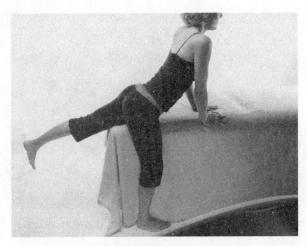

图 3.13   髋骨前旋(长腿)释放姿势

　　要释放长腿,您还可以俯卧在床上,在大腿下垫一只枕头作为支撑,让髋部旋转得稍微更向前一些(图 3.14)。

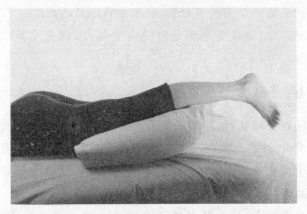

图 3.14   用枕头支撑来扩大后髋关节向前的位置

　　记住:一定要缓慢地退出这个姿势。

骶髂关节

　　骶骨与每一块髋骨组合分别形成一个关节,我们称之为骶髂关节（图 3.15）。骶髂关节的紧张或失衡可能导致坐骨神经痛以及月经疼痛，甚至还会引起激素分泌紊乱。用释放姿势来释放髋骨、腰椎（尤其是第 5 腰椎）以及骶骨。关节一旦打开，您就可以每天通过下面的运动练习来维持关节的灵活性。维持骶髂关节的平衡与灵活对身体姿势的平衡以及内分泌系统的健康十分重要②。

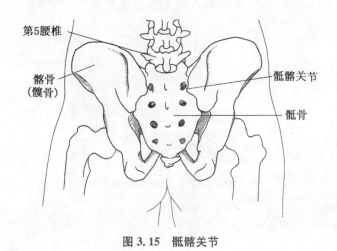

图 3.15　骶髂关节

维持骶髂关节灵活性的运动练习

行走是缓解骶骨以及骶髂关节部位疼痛最有效的运动。当您感觉这个区域出现疼痛或紧张，不要躺下休息，而应该短距离行走。行走是唤醒身体所具有的恢复骶髂关节部位平衡的天然能力的有效方法。有关行走的更多信息可以参阅第九章。

下面的练习将帮助恢复骶髂关节的平衡并维持其灵活性。做这些运动练习时，将注意力集中到骶髂关节。所有这些练习也都可以用来缓解月经期痉挛，定期练习效果更好。

少年电话聊天

▶ 俯卧，弯曲双膝，双脚竖立。用双脚在空中缓慢画圈，注意：双脚画圈时感觉哪个位置更舒服，更轻松。您可以中途停下来，用任何舒服的姿势休息一会儿。

这个练习被称为"少年电话聊天"，因为它符合一位特别放松的少年的心情，在用电话聊天时无意识地自我平衡骨盆。

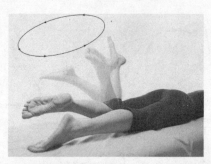

图3.16 少年电话聊天：脚圆周运动

剪刀

▶ 俯卧，弯曲双膝，让双脚先摆向两边，然后再相向摆动，分别越过中线，形成剪刀形状（图3.17～图3.19）。

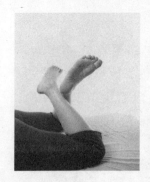 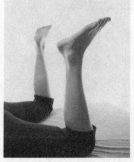 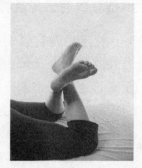

图3.17～图3.19 剪刀

保持运动的缓慢与轻松，这不是在做有氧健身操。

腿脚摩擦

这个练习能增加骶髂关节的灵活性。

▶ 俯卧,双膝弯曲,双脚竖立。双脚彼此摩擦,尽量摩擦到双脚的所有表面,包括脚的背面以及侧面。在此过程中留意是否一只脚要比另一只脚更为活跃,平衡两脚的运动。然后双脚彼此摩擦对方腿的内侧面(图 3.20~图 3.23)。

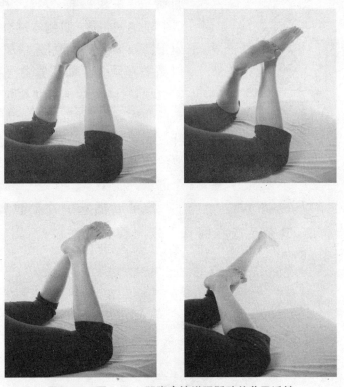

图 3.20~图 3.23　腿脚摩擦增强骶髂关节灵活性

腰方肌:连接腰部与骨盆

腰部的疼痛或紧张往往是由旋转损伤引起的,正如我一位患者在将 27 千克(60 磅)重的盒子搬出汽车后座时,因提升和扭转造成创伤。对此类创伤引起的疼痛,您可能需要一个姿势来缩短髋部与下背部之间收缩和紧张的肌肉。

腰方肌的解剖结构

腰方肌是一块位置很深的背部肌肉。我们在这里提及它是因为它与髋骨有关。腰方肌从髋骨顶部一直延伸到第 12

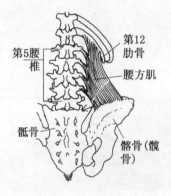

图 3.24 腰方肌后视图

肋骨,每一块腰椎都与之相连。(图 3.24)。腰方肌侧弯过身体的躯干。如果腰部被锁,这块肌肉可以提举起髋骨。如果骨盆无法正常运动,它能把腰椎与肋架拉成侧弯的曲线,形成脊椎侧凸。因此在释放了髋骨和腰部以后,以及在需要治疗脊柱侧凸时,一定要处理这个区域。

您可以把双手置于髋部,大拇指朝前,其余手指在髋骨上端与腰椎之间展开(图 3.25 和图 3.26)。

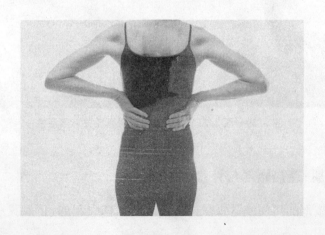

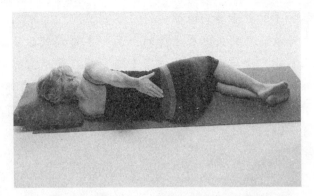

图 3.25 和图 3.26　感觉腰方肌部位的紧张

释放腰方肌：懒狗 //

使用这个释放姿势来缓解和消除肋骨与髋骨之间的腰部紧张。

➤ 在地板上侧躺，双膝弯曲。确保髋部、肩部以及头部成一条直线。用一只枕头来支持头部（图 3.27）。

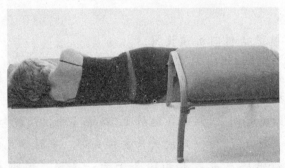

图 3.27　"懒狗"释放的起始姿势

在身后放置一把椅子，椅子在大腿位置，椅子的座位面对您双腿的后面。手肘静置于体侧腰部位置，缓慢地向后转动身体，将小腿放在身后的座椅上。这个动作会使您的腰部轻微转动，放松您腰部与髋部的三角形区域（腰方肌所在位置）。

用手检查和感觉这个区域组织是否变软。

让您的手肘朝后滑向地板。

这个释放姿势的关键在于您的上面一半臀部朝后坠向地面，但同时又不能完全与地面接触。当小腿支撑在座椅上时，您需要让下背部区域放松并感觉到悬垂。同时，您的髋部、肩部和头部要与椅子的边缘保持在一条直线上。也就是说，不要让身体的上部朝前弯曲（图 3.28）。

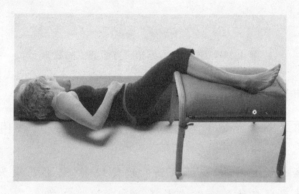

图 3.28　腰方肌的"懒狗"释放姿势

维持腰方肌灵活性的运动练习

在释放了腰部腰方肌区域之后，您可以通过下面的简单运动练习来维持这个区域的灵活性和运动性。

▶ 起始姿势同上，侧躺在地板上，双膝弯曲。让髋部、肩部以及头部成一条直线，用一只枕头来支撑头部。手肘静置体侧。通过抬高与放低膝盖来打开和闭合上面一条腿。但脚不要离开地板。

在抬高膝盖时，让髋部打开，上体轻微朝后坠向地板。当膝闭合时，髋部与脊柱回到原先的对正位置。一定要让上体跟从髋部的运动。换句话说，不要让运动从上体开始（图 3.29～图 3.32）。

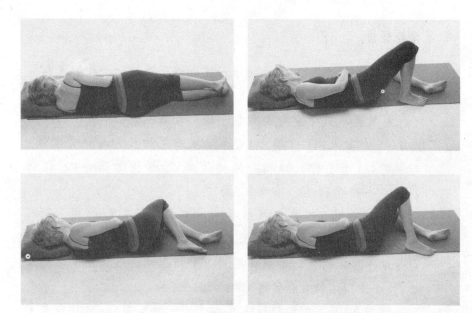

图3.29～图3.32 打开和并拢大腿来释放下背部的腰方肌部位

尾骨

尾骨的紧张与压痛会在我们坐下时引起不适，有时也是造成坐骨神经痛的原因。释放尾骨疼痛一定要释放骶骨、髋骨以及第5腰椎并练习这里介绍的微妙技巧。

尾骨位于脊椎的最末端，三角形骶骨的下面。弯曲的尾骨由更小的融合在一起的椎骨构成，通过韧带与骶骨相连（图3.33）。

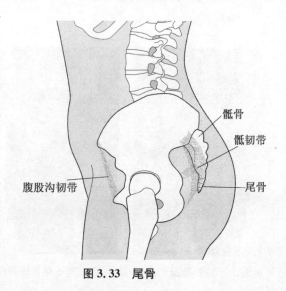

骶骨

骶韧带

腹股沟韧带

尾骨

图3.33 尾骨

尾骨释放 ///

在这个释放练习中,您将接触靠近右手腕的一个反射点以及尾骨周围的紧张部位。

▶ 首先找到右前臂大拇指一侧的反射点,大约在手腕以上2.5~5.0厘米(1~2英寸)处。触摸前臂的尺骨与桡骨之间,对桡骨(位于手臂大拇指一侧的骨骼)后部施加压力,直到您找到一个酸痛和(或)压痛点(图3.34)。

然后,取站立姿势,右手后伸,用中指轻轻触及尾骨(图3.35)。轻柔地触摸尾骨两侧的组织并检查尾骨本身是否有压痛。注意:感受这个区域的任何紧张并用右手中指探测。然后左手伸到身后,左手中指接触右前臂的反射点(图3.36)。

接下来,左手中指轻轻地压右手手腕的反射点,同时右手中指减轻对尾骨的接触,等待几秒钟,然后放松对手腕的压力,轻微增加尾骨压痛点的压力。就这样缓慢地交替对尾骨的压痛点以及右手腕的反射点施加压力,直到所有的压痛和紧张都得到释放。

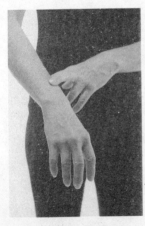
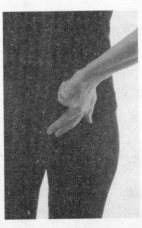
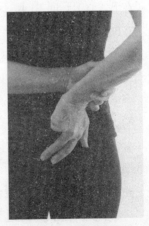

图3.34 腕关节反射点 　　　　图3.35 尾骨压痛点 　　　　图3.36 尾骨释放

第四章

髋、腿、膝、脚的对正

英语中有很多短语涉及身体的这个区域。譬如,髋、腿、脚决定我们的"世界观(stance in the world)",人生的"前进轨迹(move forward in life)",是否"言行一致(walk our talk)",是否"独立自主(stand on our own two feet)",是否"鲁莽行事(shoot straight from the hip)"。每个短语都涉及身体这些部分对正的重要性。如果您把汽车的前轮胎装成 45°角而不是笔直向前,那么您的车就开不了多远。同样道理,人体的髋、腿、踝、脚也需要对正,才能最好地发挥功能,而不至于过早磨损。

检查脚的对正

▶ 站立,朝下看您双脚的位置。您的脚趾是指向正前方,还是您的双脚稍微朝外,像没有对正的轮胎一样,形成一定的夹角?如果您注意到它们有些外翻,那么重要的是,您一定要知道迫使您的脚笔直向前,是无助于改变这种模式的。这样做只会进一步加剧脚与髋之间各个部位的紧张(图 4.1 与图 4.2)。

利用简单的夸大运动来重建模式

▶ 在骨骼与身体自我矫治疗法中,我们建议您用一种夸张的外翻模式行走 1 分钟。换句话说,行走时让您的双脚外翻得更厉

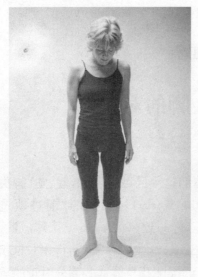 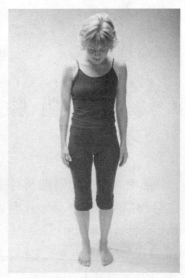

图 4.1　两脚形成一定角度　　　　图 4.2　两脚平行

害一点(像企鹅那样走路)。这种夸大将有助于身体意识到这种
模式并放松它。

接下来,再有意识地让双脚平行走动 1 分钟。这为您的本体
感觉提供了另外一种选择。

现在忘记它,不要一味地试图矫正。身体会以一种有效的节
奏来接受这种新选择。

每天频繁地重复这种练习顺序,可以一点点解除固有的限制
性模式,从而一点点唤醒本体感觉神经系统,一次次提醒神经系
统产生自我矫正反射。

在进行如此简单的运动练习时,您会发现,仅仅花几秒钟时
间确定您的运动偏好,就能产生如此迅速的变化。

髋关节置换手术后的摇膝运动练习

一位开朗、勇敢、有着可爱幽默感的女性走进我的办公室。
年近 70 岁的她做了双髋关节置换手术。手术后一次不慎摔倒,右腿股骨滑出了髋关节窝。这次她心里十分清楚,她再也承受不起任何手术了。于是,她选择在鞋里安装一个5厘米(2英寸)的增高垫来帮助行走。尽管有这个5厘米的增高垫,然而她的双脚还是一高一低,而且跌倒之后造成的关节与肌肉紧张还没有消除,全身都出现限制与紧张模式。这些紧张模式不仅引起疼痛,还限制了她的运动能力。

我问她,什么让她感到最难受,她说,每次从座位上站立起来时都感到疼痛。我建议她,每次站立起来之前左右摇摆几次双膝。这个动作有助于膝关节在承受重量之前让紧张或紧锁模式适应运动。它还能增强膝关节、踝关节以及髋关节的本体感觉。通过将她的注意力在膝关节负重之前,集中到这个区域并自我调节运动,使膝关节周围的肌肉为负重运动做好准备。站起来之前的摇膝运动刺激她的本体感觉,增强她髋关节以下一直到脚各个部位的协调和合作。然后,她就可以没有任何疼痛地从坐姿站立起来了。

此外,从有效果的练习开始,她让身体各个区域建立起联系,从而进一步拓展了功能性,因为每个区域都与相邻的区域联系得更紧。

左右平衡

▶ 直立,双脚平行,相距约5.0~7.5厘米(2~3英寸)。左右移动髋部,从而将身体重量交替,从一只脚转移到另一只脚。

注意哪一边感觉更舒服,然后把重量转移到那一侧。

等待10~30秒,回到中心位置。再检查两边的平衡(图4.3与图4.4)。

前后平衡

▶ 起始姿势同上。身体稍微前后仰动。观察重量落在脚的前端还是脚后跟时,感觉更舒服。

移动到更舒服的姿势,保持这个姿势10~30秒。

然后,移动回中心,再检查前后平衡(图4.5与图4.6)。

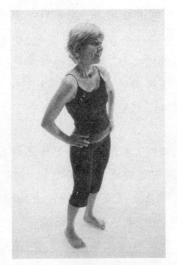
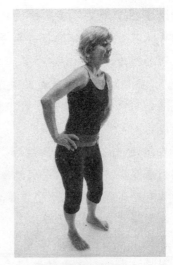

图 4.3　髋关节向左　　　　图 4.4　髋关节向右

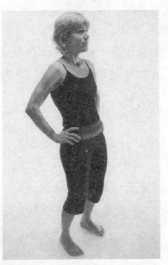
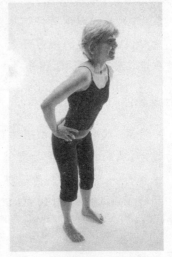

图 4.5　髋关节向前　　　　图 4.6　髋关节向后

旋转骨盆

➤ 沿圆周方向旋转骨盆,观察运动偏好,注意运动过程中出现的任何不适与干扰。

　　沿圆周运动到任何不适或障碍感正相对的位置,这个位置应该感觉舒服,保持该姿势10～30秒。然后再次旋转骨盆,重新检查。如果该处不适依然存在,没有什么变化,那么旋转到障碍感之前的位置时停止,保持该姿势10～30秒。然后再检查是否有什么变化(图4.7～图4.10)。

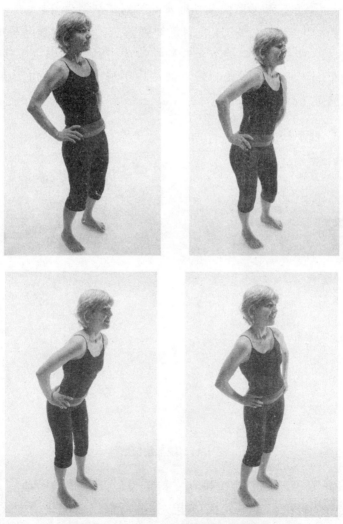

图4.7～图4.10　旋转骨盆做圆周运动

股骨

　　股骨、胫骨和腓骨是腿部的 3 根骨骼。身体的重量从脊柱向下经骨盆髋窝传导到腿部，从而使身体保持平衡和向前运动。这些骨骼的正确对位有助于身体重量向腿部的平衡转移以及负责行走、站立和运动的肌肉的功能利用。对正从股骨开始。

　　长的大腿骨（股骨）从髋窝延伸到膝盖。股骨的顶端呈球形，与骨盆形成一个球窝关节。这种结构为平衡身体提供了极大的运动范围。股骨的下端与较大的一块小腿骨（我们称之为胫骨）构成膝关节（图 4.11）。

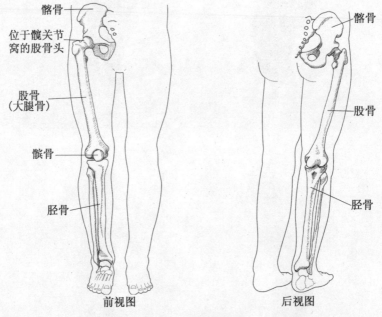

髂骨

位于髋关节窝的股骨头

股骨
（大腿骨）

髌骨

胫骨

前视图

髂骨

股骨

胫骨

后视图

图 4. 11　腿部解剖结构

　　髋、膝、踝、脚的对正排列支持负重以及下体的运动能力，使膝关节能轻松稳定地发挥功能。这些骨骼以最优化的方式承受与化解身体的重量。脊柱的重量通过骶骨传导给髋骨与髋窝，然后继续传导给股骨和胫骨，最后到距骨和脚部的骨骼。

髋和腿的意识练习

当我被引见给我的启蒙老师之一格尔达·亚历山大（Gerda Alexander）①时，她年事已高。作为哥本哈根一所学校的校长，她教授学生，如何通过简单的自我护理原理愈合创伤。虽然我只有幸跟随她学习了很短的时间，但这段经历和培训，深深地影响到我对自我护理的态度和方法。她教授的每一个练习，都让我直接感受到身体构造中蕴藏的高度智慧，同时也增进了我的体内意识和对自身功能性的理解。

从不同位置开始运动

这个膝关节练习向我展示，开始运动的具体区域可以改变身体组织运动的方式。在同一关节，从不同的位置开始同一方向的运动，可以给身体提供疼痛运动模式以外的另一种选择。

您现在自己尝试这个运动练习，您会注意到做一个动作会有多种选择。该练习可能非常精细，因此练习时动作要缓慢，把注意力集中到您起始运动的那个区域。

➤ 仰躺，双膝弯曲，脚底平放于地板。抬起左膝，向胸部移动，用手摩擦左膝前方来增强该区域的感觉。然后恢复起始姿势，使脚底重新平放于地板。

感觉您刚刚摩擦过的膝盖前方，将注意力集中到您从膝关节前方启动运动带动脚的感觉。真正获得膝关节前部带动脚而腿的其余部分仅仅在跟随的感觉。接下来，仍然从膝关节前方启动运动，缓慢将膝关节朝后远离脚，回到其原先的位置（图 4.12 与图 4.13）。

接下来，摩擦左膝的外侧来增强这种感觉。将注意力集中到左膝的这个外侧区域，然后从这里启动运动，让膝关节接近脚（与以前方向相同，只是启动点改变了）。感觉左膝外侧引导膝关节

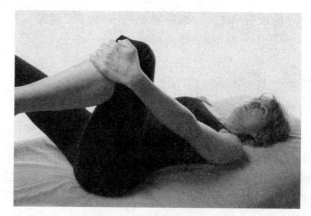

图 4.12 按摩膝关节前部

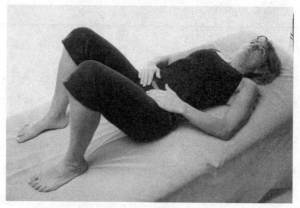

图 4.13 恢复起始姿势

向前接近脚面的运动。注意这次的运动与上一次是否有所不同，如果有，差别在哪里。注意体会膝关节以及大腿的感觉。回到起始位置，还是从左膝的外侧开始运动。

现在摩擦左膝的内侧区域，将注意力集中到这里，同时从这里启动膝关节向脚面运动。与上面练习一样，注意腿、髋以及踝关节在左膝内侧启动向脚方向运动时的不同感觉。让膝关节回到起始位置，回归动作还是从左膝内侧开始。

上述的每次运动方向都一样，但是当运动从稍微不同的部位开始时，肌肉的配合与功能也会出现细微变化。

创伤、滥用,以及姿势对正不良都将限制运动范围并因过度使用造成疲劳和无效运动模式疼痛。通过从不同部位启动运动,我们给我们的肌肉以及神经系统为组织和运动提供不同的新的选择,从而把身体从受限的、往往也是疼痛的运动模式中解放出来。

股骨对正的等长释放与练习(针对蜂窝织炎、髋窝疼痛或旅行者髋)

股骨对正对于树立根基感以及行走的安全十分重要,它能使您双脚平行前进。

下面的等长练习能平衡和提示支持股骨正确排列的深部肌肉,支持体重的转移以及最佳的前进与旋转运动。这些练习还有助于缓解髋窝的疼痛。此外,股骨的正确对正还能帮助髋部和大腿肌肉更有效地工作,从而间接帮助消除蜂窝织炎。

对于经常乘坐飞机,而且喜欢在长途飞行过程中坐在座位上时将身体的重量压在一侧髋关节上的人而言,这是一个很棒的释放技巧。我经常在飞行旅途之后,有时甚至在飞行过程中使用这个等长练习来释放髋部的紧张与疼痛。任何久坐或者喜欢坐下后跷二郎腿的人都能从这个释放练习中获益。

记住:总是以您所喜好的舒适姿势开始任何等长练习。在您试图改变该舒服姿势时,应用轻微的阻力7~10秒钟。释放阻力之后,用您的手被动地将大腿骨移向您等长练习过程中尝试要去的方向。"被动"的意思就是用您的手,而不是大腿的肌肉来移动股骨。同时牢记,您在这个练习中涉及的肌肉可能比您通常使用的肌肉要小一些,弱一些。因此轻微细小的动作将有助于这些肌肉增加力量,获得"再教育"。

准备：评估股骨对正 //

▶ 要确定您的股骨对正，在坐姿或站立时看您的大腿。注意大腿前表面的圆润程度。如果您向外旋转大腿，大腿会显得更平。如果向内侧转动大腿，大腿会显得更圆。先比较您的两条腿：它们看起来是否一个比另一个更平或者更圆？

对股骨对正进行评估之后，取坐姿，将一条腿的膝关节和大腿摆向身体中线，然后再摆向身体外侧。注意内旋与外旋哪一个让您感觉更舒服。用手轻微夸大这种内旋或外旋偏好（图 4.14 与图 4.15）。

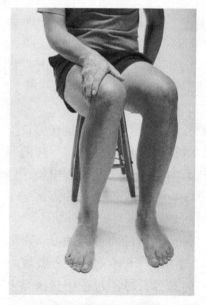
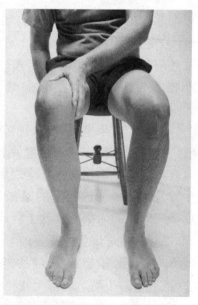

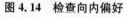

图 4.14　检查向内偏好　　　　图 4.15　检查向外偏好

也许一条腿喜欢某一方向，而另一条腿喜欢相反的方向。如果在任何一个方向或者在髋窝出现阻力或疼痛，那么用下面的等长练习来平衡髋关节周围肌肉并释放运动潜能。

股骨外旋（平腿）的释放练习 //

▶ 如果大腿表面看起来比另一个更平，而且偏好向身体外侧，而不是中线运动，转动该大腿以及膝关节远离中线，使之进入其偏好位置。用身体另一侧的手放在该膝关节内侧来产生向中线移动的阻力（图 4.16）。

想象您在启动运动，让该大腿向内朝另一条大腿（身体中线）旋转。从髋窝的大腿骨顶端启动旋转运动来带动膝关节向中线运动。提供阻力的手阻止该运动 10 秒钟，然后协助膝关节向中线完成后续运动（图 4.17）。

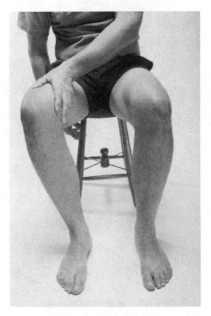 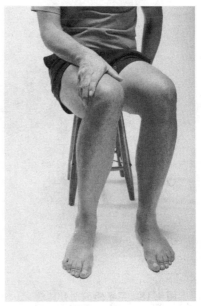

图 4.16　用手阻碍向内转动　　图 4.17　被动地向内移动大腿

股骨内旋（圆腿）的释放练习 //

➤ 如果大腿表面看起来更圆并喜欢向身体的中线运动,将大腿与膝关节向中线转动到偏好位置。将手放置于膝关节的外侧来产生膝关节向外侧运动的阻力(图 4.18)。

想象您在髋窝启动侧方运动,让大腿远离中线旋转。从髋窝的股骨顶端启动旋转运动来向外转动大腿。提供阻力的手阻止向外侧运动 10 秒钟,然后用手轻轻引导大腿,使其完成向外侧的后续运动(图 4.19)。

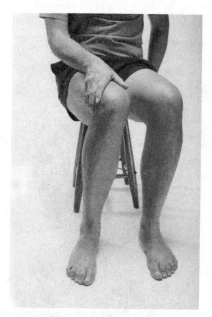

图 4.18   用手阻碍向外转动

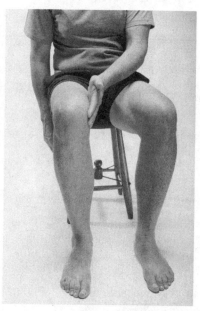

图 4.19   被动地完成动作

股骨外旋(平腿)的肌肉强化等长练习////////////////////////////////////

如果您能将两腿脚踝交叉,尝试这个等长练习来对正股骨和强化股骨头周围的小肌肉。

如果您的股骨向远离中线的方向旋转时感觉更加舒服而且在您坐下时看起来更平,那么用下面这个等长练习来释放外旋。

➤ 取坐姿,将外旋腿的踝关节交叉放置于另一条腿的膝盖上。注意观察这个姿势如何夸大外旋。然后将对侧的手放到外旋腿的膝关节上。用这只手来施加小小的阻力(图 4.20)。

在注意力集中到位于髋窝里的股骨头的同时,想象您在启动股骨与膝关节向身体中线的微小旋转运动。随后真正缓慢开始髋窝里股骨头的细微动作,使股骨朝身体中线转动。您的膝关节此时将试图向对侧肩部方向移动,抵抗您的手所施加的轻微阻力。将双手的阻力降到最低,同时保持注意力并始终从髋窝里的股骨头开始运动。

如果您从膝关节开始运动或者施加的阻力过大,那么您很可能会覆盖掉身体能得到的需要从髋窝开始的提示,结果反而强化了以前的疼痛运动模式。

阻止运动意图 10 秒以后,松开阻力,被动地运动大腿以及膝关节完成开始试图完成的运动(图 4.21)。

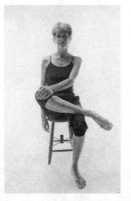 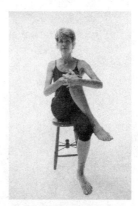

图 4.20 用手阻碍股骨内旋　　　图 4.21 被动完成预期动作

如果您无法将踝关节交叉到另一条腿的膝盖上,上面刚刚介绍的这两个释放练习同样有效。

股骨内旋(圆腿)的肌肉强化等长练习

出现股骨内旋时,大腿会显得较圆,可能会稍微抵抗外旋。

▶ 取坐姿,将内旋一侧的踝关节放在对侧的膝关节上。用双手越过身体来抬高和支撑该膝关节,使其处于朝中线抬高的姿势。您的手将用来提供等长练习过程中的轻微阻力(图4.22)。

注意力集中到患侧(也就是被抬高的)腿的股骨头,想象股骨向外侧转动。然后缓慢地从股骨头开始运动,向侧方转动髋窝里的股骨。这个动作将使膝关节试图向下运动进入原先起支撑作用、现在起阻碍作用的手。将手的阻力维持在最低,保持注意力并始终从髋窝里的股骨头开始运动。

如果您从膝关节开始运动或者施加的阻力过大,那么您很可能会覆盖掉身体能得到的需要从髋窝开始的提示,结果反而强化了以前的疼痛运动模式。

10秒以后,松开阻力,用手被动地运动大腿以及膝关节完成开始试图完成的运动(图4.23)。

如果您无法将踝关节交叉到另一条腿的膝盖上,您可以使用上面介绍的内旋与外旋释放。

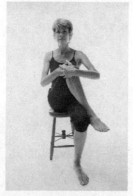 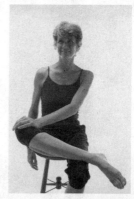

图4.22 用手阻碍股骨外旋　　　图4.23 被动完成预期动作

第五章

腘绳肌与腓肠肌

腿后部的肌肉能变得非常紧,保持各种紧张模式。很多足底筋膜炎病例的根源就在于腓肠肌(胫骨后肌肉,俗称腿肚子)与腘绳肌(大腿后肌肉,俗称腿筋)的紧张模式。标准治疗通常需要拉伸腿后部的这些肌肉。

我建议您在拉伸这些肌肉前,做以下这些非常简单的释放练习。这些练习是我从一位为运动员服务的澳洲骨骼与身体自我矫治疗法医师那里学来的,它们对于释放腿部紧张有着惊人的效果。完成一条腿释放练习后站起来走动走动,这样您就能比较两条腿的差异。

您可以坐在椅子边缘,或者单腿站立,另一只脚或膝放在凳子上。用任何让您感觉更舒服的姿势。

▶ 手放在腓肠肌或腘绳肌上,朝下往脚或者朝上往髋关节推肌肉组织。不管朝哪个方向感觉更舒服,就朝那个方向运动肌肉并维持10~30秒。如果朝上朝下都感觉舒服,那就朝肌肉组织运动得最轻松的方向运动。

接下来,用手使肌肉组织朝另一条腿的方向运动,然后再朝相反的方向运动。与前面一样,选择腘绳肌或腓肠肌感觉更舒服的姿势,维持10~30秒(图5.1)。

您也可以尝试对角线运动,仍是在更舒服的方向维持短暂时间。

千万记住:您不需要用太多的力,只需要轻轻地将皮肤和组织朝最轻松的方向推动。这个简单的释放可以应用在任何累积紧张的身体组织部位。

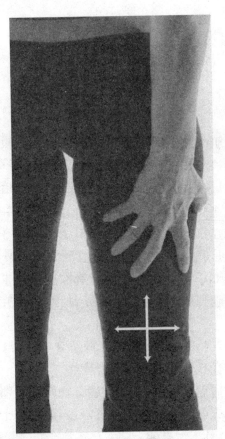

图 5.1   腘绳肌释放

第六章

膝 关 节

膝关节的功能主要是维持稳定,同时承受重量和支持运动。这主要依赖股骨与胫骨的联合,以及韧带、肌腱和软骨的复杂支持结构。作为腿部中央的关节,膝关节调节来自臀部以上部位的运动和重量,以及来自踝关节与足部的压力和运动。

膝关节紧张可能是由股骨旋转,髋关节、踝关节或足底的错位,行走的姿势或者骶髂关节错位引起的。如果膝关节紧张在释放之后仍存在,您或许需要尝试第四章介绍的"从不同部位启动运动"意识练习、髋关节旋转的释放位置(第三章)、踝关节释放(第七章)、足部释放(第八章)以及股骨旋转等长运动(第四章)。此后再进行第九章的"更改行走方式"、第三章的"少年电话聊天"来释放骶髂关节,第十七章的"仰卧踢腿"来锻炼骶髂关节。

膝关节解剖结构

构成膝关节的骨骼包括股骨、胫骨和膝盖骨(髌骨)(见图 6.1)。在胫骨外侧还有一根小腿骨,它就是腓骨。腓骨只与胫骨相连,而不与股骨相连。腓骨的作用就像一个飞拱来支撑小腿,它对膝关节的支撑是间接的,但同时又是十分重要的。

注意:要始终记住在进行任何膝关节释放姿势练习之前,先释放膝盖骨。

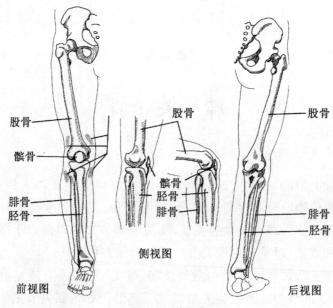

股骨
髌骨
腓骨
胫骨

前视图

股骨
髌骨
胫骨
腓骨

侧视图

股骨
腓骨
胫骨

后视图

图 6.1　膝关节

膝关节释放

膝盖骨释放

➤坐下,放松,双腿外伸,不要交叉。用大拇指与示指尖轻柔地捏住膝盖骨(髌骨)。

轻柔地先把髌骨推向中间(另一只腿),然后推向外侧。注意运动过程中任何方向性偏好与阻力。将膝盖骨朝感觉舒适的方向推动,然后握住10~30秒(图6.2和图6.3)。

在两个方向上都增加运动幅度来释放和再检查膝盖骨(如果髌骨无法往任何方向舒适地移动,您可能需要轻轻放下来让它放松)。

然后将髌骨朝下向足部移动,接着朝头部移动。再次评估运动的舒适程度。朝感觉轻松舒适的方向运动,然后握住不动10~30秒(图6.4和图6.5)。

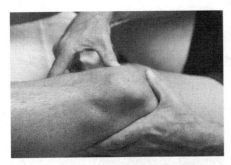
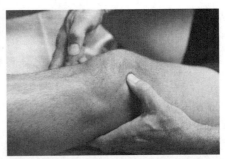

图 6.2～图 6.3 左右推髌骨

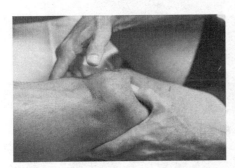
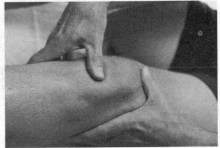

图 6.4～图 6.5 上下推髌骨

然后检查髌骨向四个对角线的运动,即外上、内下、内上和外下(图 6.6 和图 6.7)。增加四个方向的运动幅度来释放和再检查膝盖骨。

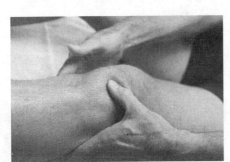
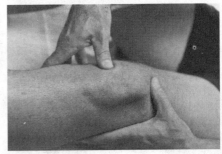

图 6.6～图 6.7 对角线斜推髌骨

主膝关节释放位置

主膝关节释放位置是针对膝关节内侧疼痛点位,紧邻胫骨头与股骨下端的连接处(图 6.8)。移动膝关节位置,使这些压痛点位圈成曲线状分布。

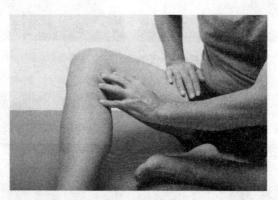

图 6.8　检查压痛点

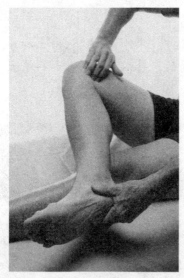

图 6.9　主膝关节释放

➤ 弯曲膝关节,让踝关节放在另一膝关节上。您可以轻轻地将手指放在压痛点来感知其软化和搏动。您可以坐着也可以躺着做这个释放动作,只要您感觉舒适就行。用手握住足底,轻柔地向膝关节扭动。

微调姿势,找到一个有压痛感的特定点位,尝试不同程度地弯曲膝关节,同时轻微抬升踝关节,直到您获得压痛点位最大程度的软化或搏动释放。

找到最佳释放位置时,您会感觉得到,因为痛感会大大降低,组织会软化,您会感觉到酸痛部位的轻微搏动。

当您确定了最佳位置,缓慢地将扭动的脚后跟往上推向膝关节,感觉该点位的搏动或释放。保持这个姿势 10～30 秒,然后缓慢地退出这个姿势,以免再次进入紧锁模式(图 6.9)。

释放膝关节外侧疼痛和压痛

▶ 要释放膝关节外侧的压痛点,坐在地板或床上,弯曲膝关节,把脚放在床或地板上。将脚轻微地从中线向外侧移动,让膝关节轻微地坠向中线。抓住膝关节的顶端,轻柔地将皮肤及皮下组织拉向膝关节侧面的压痛点(图 6.10)。

这个位置也可以释放腓骨头后部及下部的压痛点。您也可以尝试下面所示的其他姿势。

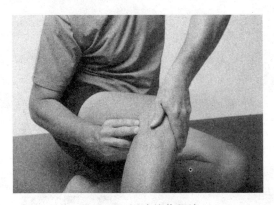

图 6.10 侧膝关节释放

释放腓骨

▶ 要释放腓骨(位于小腿外侧的骨头)后部以及下部的压痛点位,坐在地板或床上,弯曲膝关节。

如果这个姿势让您感觉舒服,并且也只有在您感觉舒服的情况下,把脚朝外转向您的臀部,让您的膝关节朝内下降到床面。抓住脚后跟,轻柔地将其扭向腓骨,感觉腓骨头后部和下部压痛点的软化和搏动(图 6.11)。如果感觉舒服,保持这个姿势10~30秒,然后松开。

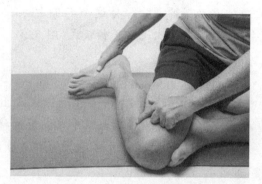

图 6.11 腓骨头释放姿势

腓骨替代释放

▶ 您也可以用一种更微妙的方法来释放腓骨。坐下,手能摸到腓骨头,轻柔地向腿的前后推动腓骨头,注意朝哪个方向推时感觉最舒适。

用另一只手触摸位于踝关节侧面的腓骨底端,轻柔地将这个部位推向踝关节的前和后,注意哪个方向更舒服。

然后同时维持腓骨两端处于各自最舒适的姿势达10~60秒,直到您感觉腓骨开始轻微地回弹(图 6.12)。

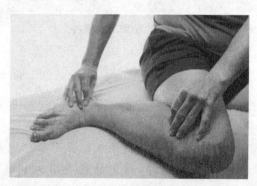

图 6.12 腓骨释放

膝关节运动练习

膝关节摇摆促进融合 //

做完膝关节释放后,重建髋关节、膝关节、踝关节和足部的平衡运动关系。在此,我要特别强调轻柔运动对于开发一个区域的功能、平衡和重新整合的重要性。这个练习使神经系统重新校正并整合臀、腿、踝各个部位肌肉的平衡运动及最佳功能。无论您何时有膝部不适,这个练习总是有难以置信的效果。这个练习即使在手术后也可以轻柔缓慢地进行。

➤ 仰卧,膝关节弯曲,脚放在地板上或床上。让膝关节与脚收拢紧靠髋关节。

然后从膝关节开始运动,缓慢地在您感觉舒适的范围内左右晃动。注意感受膝关节、髋关节、踝关节和足部稳定平衡的运动(图 6.13 与图 6.14)。您也可以采用坐的姿势来做这个练习。

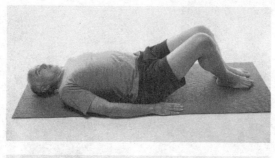

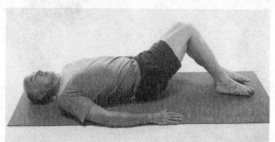

图 6.13～图 6.14 左右摇晃膝关节

膝关节圆形运动增强膝部健康//

一定要在这个练习中跟踪您的舒适感。如果您在姿势练习或运动过程中感受到疼痛,那么先尝试膝关节释放。

▶ 站立,双膝并立,稍微弯曲。双手分别放在双膝上,缓慢地沿与地板平行的方向画圆,整个过程中保持双膝不分开。向右侧移动膝关节,然后再向后。接着朝左再朝前完成圆形运动(图 6.15~图 6.18)。注意在这个过程中任何位置上膝关节可能出现的不适或紧张。从不适位置直接跨越圆圈进入圆圈上的相对位置并保持5~30秒。以顺时针和逆时针方向分别用膝关节画圆进行复查。如果不适感依然存在,移动到圆圈上刚好位于不适位置之前的位置,维持这个姿势5~20秒。然后继续用膝关节做圆形运动,再检查舒适程度。

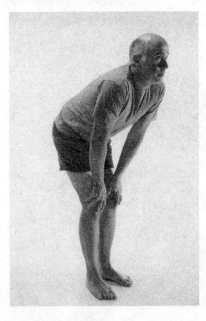
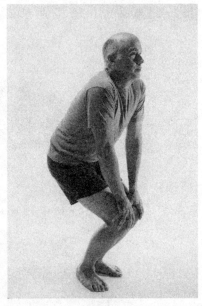

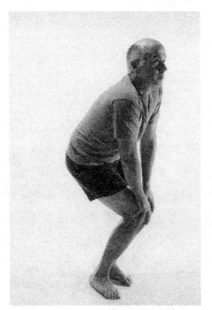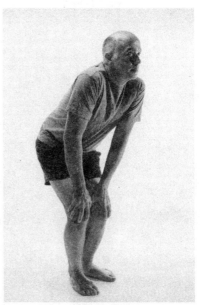

图 6.15～图 6.18 膝关节圆周运动

第七章

踝 关 节

治疗扭伤

几年前，有一次我与家人在北加利福尼亚州景色秀丽的杉木林露营时，我爬上一棵折断在地上的巨大水杉，坐在上面拍照。我从树上跳下来时，摔了一跤，严重扭伤脚踝。我立即在摔倒的地方就地坐下，双手轻轻地放在脚踝上，我让家人继续前进，去准备野餐。我让他们放心我会没事的，很快就能赶上他们。

我用我的手轻微地触摸着脚踝，能感觉到该区域的震动，以及一波接着一波的疼痛。我很有耐心并全神贯注，就像对一个从自行车上摔倒的小女孩那样。当受伤后最初的惊恐与懊丧消失时，我把手指轻柔地放在皮肤上，默默地注意细微的运动模式。当我的脚踝开始信任这种触摸时，我让手指跟随在皮肤层面感受到的轻微运动。我朝一个方向移动皮肤直到停止，然后检查是否向左比向右更舒服或者相反。我总是选择阻力最小的那个方向。当我感觉皮肤愿意向各个方向轻易移动时，我把注意力开始集中到皮肤下面的组织，然后再缓慢地感觉出组织偏好的运动。组织适应以后，它开始慢慢地松开紧张模式。就这样我打开一层一层的组织，直到最后来到肌肉层。我还是如法炮制，缓慢地摸索舒适的运动模式：朝一个方向运动直到停下，然后向左或向右，朝阻力最小的方向前进。

接下来，我开始处理踝关节。我让肌肉内部的释放模式引领我进入关节偏好的运动模式。20分钟后,我就能站起来,走到家人露营的地方与他们一起午餐了。踝关节几乎没有疼痛,只要我走的是平整的水泥路面。如果我试着走在铺满小树枝的路面,我能感觉到踝关节一点点的疼痛。我踝关节的内在肌肉还在愈合,还没有准备好适应崎岖的路面。

午饭以后,我的踝关节好了很多,我们步行回到汽车停放处,开了3个小时回到港湾区。回到家,我走出车,踩到地面,一阵轻微的酸痛提醒我脚踝曾经受过伤,但奇怪的是我并没有发现踝关节周围肿胀。我又坐下来,重复刚受伤时的处理步骤,一步一步从组织到肌肉再到关节,感受舒适的运动模式。第二天早上醒来,踝关节还是没有肿胀、没有碰伤、没有任何压痛。

这个事件使我再一次深信,疼痛释放练习对于身体自我痊愈的价值。

踝关节解剖结构

小腿骨(胫骨与腓骨)的下端变宽,完美地包围着足的距骨,形成踝关节。踝关节内侧的隆起其实是胫骨下端,它向外拓宽,以便包容足的距骨。踝关节内侧的胫骨隆起被称为"内踝";踝关节的外侧隆起是腓骨下端,被称为"外踝"(图7.1)。

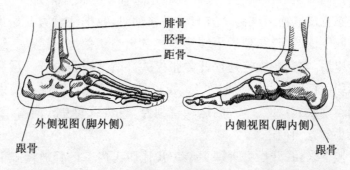

图 7.1　踝关节

这两根腿骨及其环绕的韧带和肌肉确保了距骨的灵活性和稳定性。距骨顶端形如马鞍,胫骨和腓骨的内表面与之相交,为其提供支撑和灵活性,从而使我们在行走时,腿部能骑在距骨上并在上面滑动。

踝关节释放

圆周上的对边

▶ 坐下,握住踝关节,放在腿上,缓慢地转动足部使踝关节做圆形运动。注意运动过程中的任何阻碍或局部不适。如果有某个地方感觉不舒服,轻柔地将踝关节直接跨过圆圈来到不适或阻碍位置相对的位置。支撑这个位置的踝关节,向关节施加轻微的挤压10~30秒(图7.2~图7.6)。

您也可以移动踝关节来到不适或障碍感之前的位置,保持这个位置向关节施加舒适的压力5~30秒。

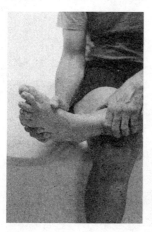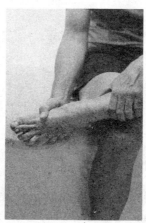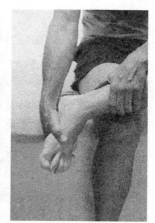

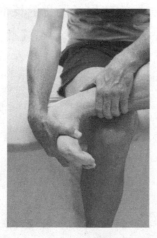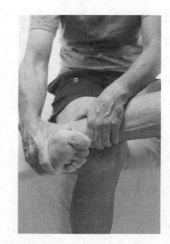

图7.2～图7.6　踝关节旋转

受伤踝关节释放

▶ 让您的踝关节讲述它自己的故事。倾听它喜欢被触碰和保持的方式，以及希望被移动的独特方式。仅仅依靠倾听和对肌肉组织的关注就能帮助我们重建与受伤部位的关系，关注能帮助创伤痊愈。

在处理任何刚刚受伤的区域时，一定要使用最轻的触碰。想象一下，转动调节压力的微调刻度盘，用最舒服的方式来接触和处理任何区域。

这种缓慢细微的运动有利于肌肉组织释放创伤和打击，从而帮助重建关节周围组织和循环的平衡。

将手或指尖轻柔地放在扭伤和疼痛的脚踝。缓慢地感觉皮肤运动的舒适方向，用指尖跟随皮肤组织喜欢的运动。这些感觉可能很细微，不是那么明显。但基本上您在跟随组织朝一个方向运动直到停止。然后，您向左或向右转动，感觉哪个方向更舒服，就跟随这个方向。

一旦皮肤释放了运动阻碍，就跟随皮肤下肌肉组织进行感觉舒适的运动。当皮下组织开始释放阻碍以后,再缓慢和轻柔地支持并跟随关节内在的细微运动,正如本章开始部分所描述的那样(图 7.7～图 7.9)。

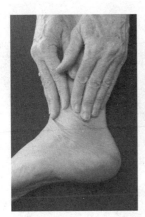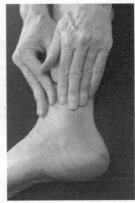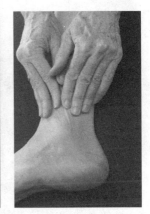

图 7.7～图 7.9　跟随组织的运动偏好

踝关节运动练习

踝关节屈曲/伸直

很多人行走时脚趾一直屈曲,踝关节几乎不做任何运动。这个练习鼓励我们更多地使用我们的脚踝,让连接我们脚趾的小肌肉得到休息。用这种方式来放松脚趾对肩部也有好处,因为这个区域的脚趾在肩部有反射。

➤ 坐下,双腿外伸,脚踝弯曲,使脚背向后曲向大腿。对于有些人而言,在做这个动作时,可能主要是靠脚趾。如果您也是如此,那么尝试不要用脚趾来完成这个动作,保持脚趾放松,不要参与,用脚踝来引导完成这个动作(图 7.10 和图 7.11)。

试试看是否这一只脚踝比另一只脚踝完成这个动作更轻松。然后两只脚踝同时练习,直到它们能同样轻松地完成。如果您有意识地在弯曲脚踝的同时,让脚跟伸展远离腿部,可能效果会更好些。

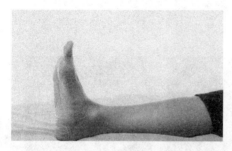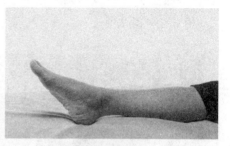

图 7.10～图 7.11　踝关节的屈曲和伸展运动

等张练习增强踝关节(见第一章的"等长与等张运动")

　　错位或扭伤的踝关节将过度拉伸踝关节一侧的肌肉,造成肌肉强度失衡。通常足向腿外侧扭转(外翻)时比足向另一条腿扭转(内翻)时运动更困难,或者扭伤程度更严重。用下面这个等张练习来平衡两个方向的肌肉强度是为了增强踝关节,用腿部和臀部来协助韧带。

　　做这个练习时可以坐下、躺下或者单腿站立。

　　▶ 把足底转向中线(内翻)然后转向腿外侧(外翻),观察您足部。您能在两个方向平衡流畅地完成这些运动吗?哪个方向让您感觉更舒服?(图 7.12 和图 7.13)

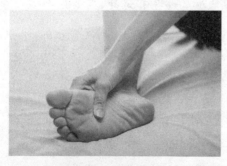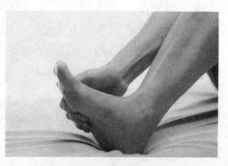

图 7.12　踝关节内翻　　　　　　图 7.13　踝关节外翻

现在坐下,用手握住踝关节,使之处于舒适的姿势,这样您就可以提供一点点运动的阻力。开始将足的一侧向相反方向转动,用您的手提供部分阻力(图 7.14 和图 7.15),但还是允许踝关节缓慢移动。

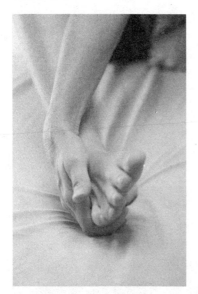 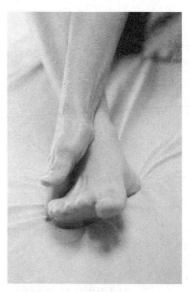

图 7.14　脚侧面克服手的　　　图 7.15　用手给脚施加稳定的
　　　　　阻力,增强踝关节肌肉　　　　　　 压力,使脚伸直

开始时施加的阻力要特别轻,当您熟悉这个动作后,加大一点阻力,这样可以增强踝关节肌肉。太大的阻力将完全阻碍您试图增强的小内在肌,因此一定要记住,给的阻力要使肌肉足够做部分功,但又不至于劳累。

如果您感觉这个运动不熟悉或很难完成,可以开始缓慢地让脚被动地(用您的手来运动)完成这个动作。然后试着用踝关节肌肉来运动。

您可以重复几次这个练习,但如果肌肉感觉疲劳,那就休息。如果您本来打算增强这些肌肉,结果却让它们过度疲劳,那您很可能回到以前的紧张与疼痛模式。

第八章

足

作为两足动物,我们的脚完全成为我们身体站立的基础。"双脚扎根于"、"站稳脚跟"等短语都包含了基础、牢固的根基,以及与大地的联系等意义。然而,脚绝不仅仅是一个稳定的、静态的接触地面的基础。当您思考行走、跳跃或奔跑等复杂的动作时,所有将我们身体的重量抛向前方,然后跟上一步再去承受住身体重量的动作,都是那么不可思议,我们的身体如何凭借相对较小的但又灵活的结构维持身体的平衡呢?我请您花一点时间在进行这些释放姿势时探索和了解您双脚的奥秘。

足的解剖结构

足的设计十分精巧。它总共是由 26 块小骨来支撑、稳定和吸收我们运动过程中身体重量移动所产生的冲击。肌肉和韧带将这些小骨结合在一起,但同时又赋予相连关节足够的灵活性。

小腿骨安置于距骨顶端形如马鞍的凹槽里,形成踝关节。人站立时,重量经过胫骨朝下转移到距骨,然后同时向后经脚后跟骨和向前经脚的其他骨骼形成一个稳定的三角基础。

紧邻距骨和脚后跟骨前方的 7 根骨骼总称为跗骨。再往下是 5 根长的距骨,它们与我们的趾骨相连(图 8.1)。

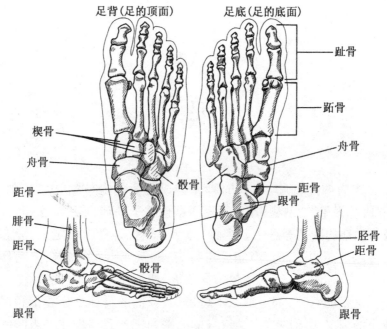

足背(足的顶面)　　足底(足的底面)

趾骨

跖骨

楔骨
舟骨
距骨
腓骨
距骨

骰骨

骰骨

跟骨

舟骨
距骨
跟骨

胫骨
距骨

跟骨

图 8.1　足部骨骼

足骨折创伤愈合

　　一位年轻的脚上有多处骨折的女性来到我办公室进行定期练习。骨折引起的创伤以及对医疗介入的恐惧，使她不愿意考虑手术。她学会了善待自己，并富有创意地自制鞋子，以便让她的脚更加舒适，得到更好的支撑。

　　在我们共同练习的过程中，我们开始研究她的脚为了痊愈而自我形成的安全性和功能性。我使用一般释放，在她压痛点周围弯曲并轻柔地向关节施加压力。

　　渐渐地，当她的脚很大程度上恢复了灵活性以后，她与一位当地鞋匠合作，为她的脚特制了能提供舒适支撑并且还能起到锻炼作用的鞋。这些鞋锻炼她的脚的方式与本书所述练习一样，能重建她的脚的灵活性。损害、创伤以及疼痛似乎常常能阻碍我们运动,但轻柔、缓慢和试探性的关注和坚持能给我们带来力量,产生良好的结果,即便在多年的不适之后亦是如此。

足的释放

这些姿势释放技巧能增加脚的灵活性。记住试探位置时移动要缓慢;太快的运动可能导致跳过最佳释放位置。给自己一个彻底感受和确认舒适的机会。

酸痛点周围的一般弯曲练习

▶ 用手仔细触摸您的脚,感觉任何压痛点。然后轻柔地弯曲脚,让脚围绕压痛点舒服地形成一个弧线或一个凹陷,形成一个小洞穴的样子就行了。然后向这个点或这个关节施加挤压。保持挤压10～30秒,直到您感觉到变化或释放(图 8.2 和图 8.3)。

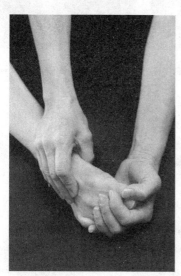
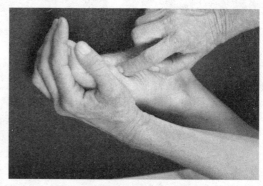

图 8.2 和图 8.3　环绕酸痛点

探索足的长骨

➤用手摸索足中连接趾骨和长骨（跖骨）之间的部位。您感觉到这些骨骼是能自由移动，还是紧紧地彼此相连？如果其中两根骨骼之间感觉很紧，朝紧张的方向把它们挤压到一块，并保持几秒钟。然后再检查，看是否运动有所改善（图8.4～图8.6）。

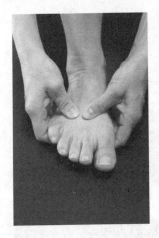 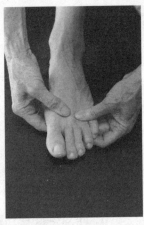 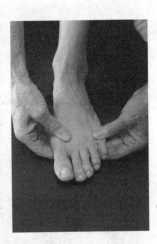

图8.4 探索脚的长骨　　图8.5 将跖骨向中间挤压　　图8.6 将跖骨向两边拉开

如果所有跖骨之间都有紧张感，那么横跨脚背抓住所有跖骨，将脚的两侧朝中间挤压10～30秒。

跖骨释放

➤您或许感觉其中一个跖骨要比相邻的跖骨位置低一点。把低一点的朝下推，高一点的朝上拉，从而轻微地夸大这种位置感，然后将它们挤压到一块，保持几秒钟。然后分开，检查运动是否更轻松，紧张感是否减轻（图8.7和图8.8）。

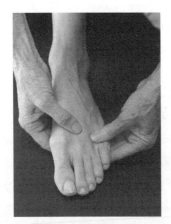 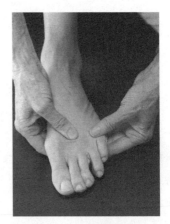

图8.7　朝下挤压位置较低的跖骨　　　图8.8　将跖骨拉开
　　　　并将跖骨向中间挤压

下垂跖骨释放 ///

▶ 有时跖骨头（与趾骨相交的部位）向下垂向足底。您可以用手触摸跖骨球下方的包块或压痛点来判断是否有跖骨头下垂。

如果您发现跖骨下垂，只要将相应的脚趾尖端上抬，然后轻柔地把脚趾压回与脚相连的部位。这个动作将轻微地夸大足底的包块（图8.9）。

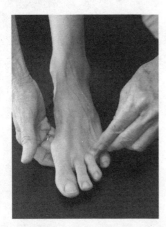 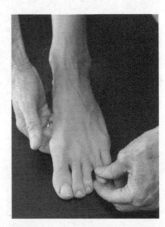

图8.9　抬高脚趾并下压来夸大下垂的跖骨　　　图8.10　释放练习后伸展脚趾

维持1分钟,然后缓慢地拉出脚趾,让它轻微地伸展,得以从挤压位置释放(图8.10)。

大脚趾释放

大脚趾释放也有助于反射性地释放颈部紧张。

▶ 探索大脚趾与足相连的区域,尤其是大脚趾与第二趾之间的区域。如果大脚趾底部有压痛感,朝有紧张感方向转动大脚趾并把大脚趾向足挤压。维持挤压几秒钟。然后轻柔缓慢地伸展和拉长该大脚趾,释放挤压。复查该点,看压痛感是否消失(图8.11和图8.12)。

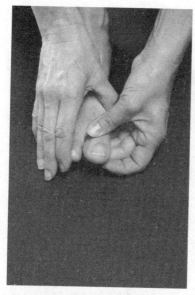 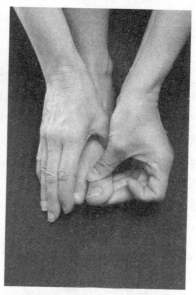

图8.11　大脚趾释放点　　　图8.12　旋转大脚趾并挤压

如果您有蹈外翻,见第十八章。

第九章

步　行

步行时身体重量发生转移,这种重量的转移是通过足的 5 次弹跃以及 3 个拱形结构的支撑来实现的。通过感知我们足与地面的直接接触以及感知正确的运动模式,我们就能形成更平衡与连贯的行走模式,促使和维持腿部、膝关节和髋关节各处更好对正。

足的 3 弓

足有 3 个功能性弓形结构:外侧纵弓、内侧纵弓以及横弓(图 9.1)。外侧纵弓是由跟骨、骰骨、第 4～第 5 脚趾以及与之连接的距骨共同构成的,它在行走过程中能沿足外缘吸收、支撑与携带身体重量前移。

内侧纵弓是我们在购买足弓垫时通常想到的足弓。它提供力量使足离开地面,迈向下一步。内侧纵弓是由第 1～第 3 脚趾以及与之相连的距骨、距骨、舟骨以及楔状骨共同构成的。

横弓使足具备了灵活性、稳定性和减震支撑,它是由 3 根楔状骨、骰骨以及 5 根距骨组成的。

足的 5 次弹跃

● 第 1 次弹跃:第 1 次弹跃不易感觉得到,除非我们刻意以很

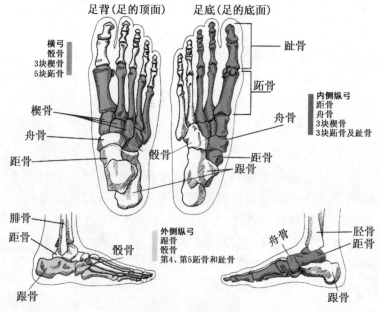

足背(足的顶面)　足底(足的底面)

横弓
骰骨
3块楔骨
5块跖骨

趾骨

跖骨

内侧纵弓
距骨
舟骨
3块楔骨
3块跖骨及趾骨

楔骨

舟骨

骰骨

舟骨

距骨

距骨

跟骨

腓骨

距骨

骰骨

外侧纵弓
跟骨
骰骨
第4、第5跖骨和趾骨

舟骨

胫骨
距骨

跟骨

跟骨

图9.1　足的3弓

慢的速度行走。不过这个细微的动作开始将重量轻微地导向足的外侧纵弓。注意:当感觉您的重量压向跟骨时,身体将体重转向跟骨外侧的轻微自然趋势。

● 第2次弹跃:身体的重量一旦转移到跟骨的外侧,它继续沿外侧纵线方向,通过足的外侧滚动到小脚趾的基底,即沿外侧纵弓转移。

● 第3次弹跃:在第3次弹跃中,步行运动以及身体重量再次从小脚趾的基底部越过跖骨转移到大脚趾的基底部。第3跃受足横弓的制约。

● 第4次弹跃:接下来,体重从大脚趾底部转移到大脚趾本身。这个运动与内侧纵弓连接起来,提供最大程度的支撑。

● 第5次弹跃:利用内侧纵弓的最大程度支撑,以及大脚趾的最大程度伸展,脚就像弹簧一样从地面弹起。

重塑行走模式

▶ 坐或站立,让身体重量集中到一只脚上,慢慢地追踪身体重量在另一只脚5次弹跃过程中的移动变化。将体重转移到足跟,先是足跟外侧,然后沿足外侧纵弓向下传递到小脚趾基底,然后再横向转移到大脚趾基底,感觉内侧纵弓的支撑。感觉大脚趾的支撑和伸展所产生的推力使脚离开地面(图9.2)。

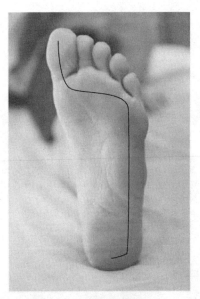

图9.2　足接触的顺序

尝试在一只脚上缓慢地重复这个模仿动作,然后换一只脚练习。当您能够持续地感觉到这个运动模式时,再尝试下面的"慢动作行走"练习。

记住:任何重塑模式练习都给身体提供了一次选择,一次不同于通常动作的机会。频繁地创造机会,比如1天2~3次,让身体能以它自己的节奏或速度来接受这种新的感觉信息。

慢动作行走

▶ 练习慢动作行走。以足够慢的速度行走,感觉从脚后跟到足的外侧,向下到小脚趾基底部,横向向大脚趾基底部,最后到大脚趾并抬离地面的运动过程。

感觉足的3弓的支撑,以及体重在足的5次弹跃过程中的转移。

第三部分　灵感与表达
——上体

问题的核心

心脏区域往往与爱、柔情以及同情心等情感联系在一起。当我们思考这些品质时,我们通常认为这是对他人的情感。不过对自身也保持这些情感可以产生一种接受和非评判的态度,使我们乐于接受我们自身体验,以及善于觉察我们自身的放松感。

最近,我遇到一位患上背疼痛的女性。因为她自己也在学习骨骼与身体自我矫治疗法,她已经尝试了很多疼痛释放姿势,但发现在她身体某些部位,还是很难获得所需要的压缩。我建议:她或许根本不需要这些压缩,或许她只需要寻找到最佳的释放姿势,然后一切听从内心的感受。

当其他一切都不起作用时,充满同情的自我接纳往往能产生释放。一颗平静的心使我们能休整自己,忘记恐惧、忘记固有的观念以及疼痛,使我们的精神得到更新。给自己留出安静休息的空间使我们能调整情绪,把注意力集中到内在的轻松感和宁静感里。

疼痛时要懂得自我怜惜

在不适和疼痛发生的同时,如果我们能产生自我怜悯,并以平静、中立的态度来看待问题,我们就能更融入自我体验中。这将有助于我们感受疼痛而不是对疼痛作出反应,这样我们的练习就会更加明确和有效。我们可以暂时将身体的不适感放在一边,试试看,是否很小的事情就能让我们感觉更舒适。

譬如,现在我坐在电脑前感觉上脊柱有一点疼痛,我也感觉到这个疼痛引起的不适以及身体左侧的一点紧张。我开始把注意力集中到这个疼痛感,并充满好奇地探索它。我注意到脊柱左侧除了疼痛,还有一点疲劳感。通过缓慢地向右侧轻微侧弯,我觉察到刚才感觉到的不适或干扰消失了,我脊柱部位的感觉转向麻木。如果我在向右侧弯的基础上再增加轻微的向右旋转,我注意到麻木、紧张和疼痛都消失了。我让自己保持这个舒适的位置片刻。现在,当我使脊柱回归中央位置时,我感到疼痛减轻很多。

　　在疼痛发生时处理身体,我们能及时发现缓解疼痛的姿势。只要把自我疼惜的、不带主观色彩的注意力集中到疼痛发生时的感觉,我们就能让自身的感觉引导我们走向舒适。

　　对自身的感觉体验产生温柔的怜悯,有助于您释放和放弃固有的态度、恐惧以及不适感,开始注意较为微妙和隐藏的轻松与自在。练习这种自我相伴的方式,其实就是在培养新的习惯来替代旧的、无用的在对疼痛的预期和恐惧中产生和强化的紧张模式。我无数次地发现,充满自我同情地承认“现在的感觉是什么”,为我们“能把这样的感觉转变成什么”打开了大门。不信您就自己试试吧!

第十章

上中背：胸椎

胸椎的解剖结构

胸椎包含 12 块椎骨，它们形成一个完美的轻微向后的弯曲。胸椎主要是用于旋转、侧弯和前弯（俯屈），同时也能进行适度的伸展（弓形弯曲）。每1块椎骨都与 1 对肋骨相连，1边 1 根。肋骨延伸出去，沿弧线绕到身体前方，形成一个强壮的笼状结构来保护胸腔中的心脏和双肺（图 10.1）。

当胸椎的弯曲弧度（胸曲）过平或过弯时，原本平衡的脊柱天然的、缓冲震动的功能就丢失了。后背看起来就像一根

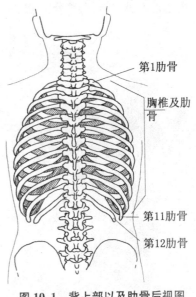

第1肋骨

胸椎及肋骨

第11肋骨

第12肋骨

图 10.1 背上部以及肋骨后视图

死板的无法弯曲的棍子。处于紧张状态的肌肉进一步加剧了这种僵硬感，并导致颈部、肩部、手臂以及手部疼痛。维持胸椎区域的柔韧性有助于增强心脏健康，还能促进我们情绪的适应性和响应性。

增强上背灵活性以及改善胸曲的练习

胸骨弯曲：胸曲的意识练习//

这个练习以一种柔和的方式唤醒我们对上背（胸椎）的天然后曲，以及前胸与脊椎之间的心肺空间的意识。

这个练习来自于一个包括意识锻炼的冥想课程①。对我而言，意识锻炼意味着将注意力导向运动的细节所在，细心体会运动的起始位置，在整个运动过程中始终追随感觉，或者还包括感觉运动在我们体内产生的效果。

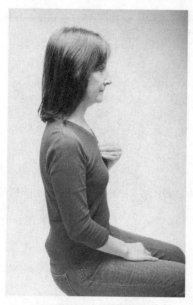

图10.2 胸骨屈曲

▶ 端坐，轻轻地将手指放置于您的胸骨上。将注意力集中到手指与胸骨的接触点。让运动从这些接触点开始，轻柔地用手指朝脊椎方向推动胸骨。感觉胸椎相应地朝后自然卷曲。让您的头跟随脊柱做相应的运动，换句话说，不要通过头的前移来启动胸椎的后弯运动。保持您的注意力在手指与胸骨的接触点上，通过这个接触面来监控运动（图10.2）。

当您到达后曲的最大位置时，让胸骨产生一个朝前的推力来推动手指。注意这对于您上脊柱的作用。上脊柱在跟随胸骨前移还是能在胸骨前移的过程中维持一定程度的后曲？

轻柔缓慢地重复这些运动。感受胸椎部位的灵活性程度。

接下来,您或许想在这个练习基础上尝试一些变化:

● 分别从胸骨的上段、中段和下段推动胸骨,仔细感受上背的不同感觉。

● 在将胸骨朝后推的同时深吸一口气。吸的这一口气是否对上脊柱的运动有帮助?

● 在用胸骨朝前推动手指时吸气。脊柱是否被吸向前方,感觉犹如贴住了胸骨?

注意该区域的灵活性程度。是否感觉很难保持运动的起始区域,也就是说,是否更趋向于从另一个区域启动运动? 您很容易会退回到一种更为熟悉的运动模式,从下端肋骨、肩部或者颈部启动运动。

始终记住:将注意力保持在您的胸骨,并从胸骨与手指的接触面启动运动,同时注意观察上背的效果。

疏松椎间盘:重建胸曲的运动练习(针对上背部)

此练习以及后面一个练习,通过轻柔的反弹来温暖和松软每两块椎骨之间的凝胶状椎间盘,提醒脊椎所具有的放松胸曲的潜能。与上面的练习一样,在练习过程中注意上背的感觉将提高练习的效果。

▶ 坐在椅子上,双臂在胸前交叉,头朝前,使脊椎自然后曲。然后您的头朝前坠向胸前,感觉此过程中胸椎(上背)区域的微妙变化。注意两肩胛骨之间、颈底部或下背部出现的任何紧张或牵拉。

保持蜷曲姿势,将注意力集中到上背,从这里开始在上脊柱做轻柔的反弹运动。看看您是否能感觉到每一块椎骨的反弹运动。

在弹性运动中,您的头会缓慢地移向您的大腿,但不是用颈或头,而是用脊椎本身来启动弹性运动。当您继续弹性运动时,让您的身体朝前蜷曲,使您的上背弯曲得更厉害。

当您达到一个前屈的舒服极限时,感觉胸椎区域的弯曲程度,然后继续轻柔的弹性运动,同时开始舒展脊椎,从胸椎区域位置靠下的脊椎开始朝上弹跳到每一块脊椎水平,直至身体恢复到端坐姿势(图 10.3～图 10.9)。

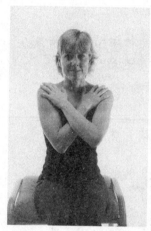
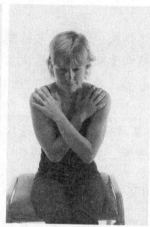
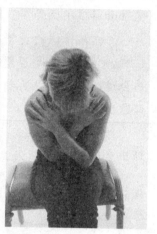

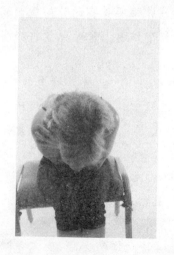
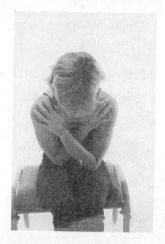

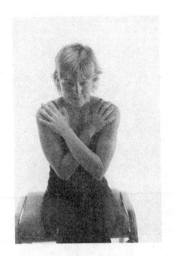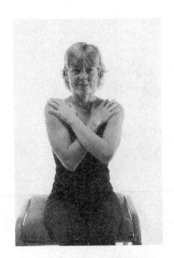

图 10.3~图 10.9 疏松椎间盘促进上背部柔韧性

每天做 1~2 次该练习来疏松您的椎间盘,重塑健康的胸曲。

旋转疏松椎间盘

这是上面练习的一种变化形式,先左右转动脊椎,然后再如前所述开始轻柔弹性练习来疏松起脊椎缓冲器作用的凝胶状椎间盘。

➤ 如前所述,坐下,双臂交叉胸前,双手分别握住另一侧的肩部。让您的头轻微向前,使脊柱呈天然的后曲。然后脊椎转向身体一侧,从脊柱上端开始轻柔的弹性运动,让身体进一步蜷曲。当您达到向前的舒适极限时,缓慢地舒展脊椎,在每一块脊椎进行弹性运动,直到逐步恢复端坐姿势(图 10.10~图 10.13)。

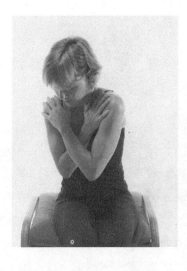 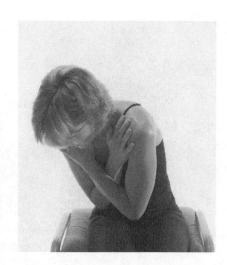

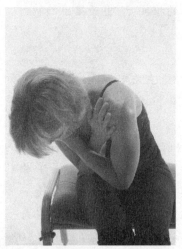 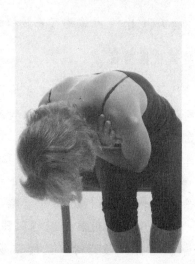

图 10.10～图 10.13 疏松并旋转椎间盘

现在将脊椎转向身体另一侧，重复上述轻柔的弹性运动（图 10.14～图 10.17）。

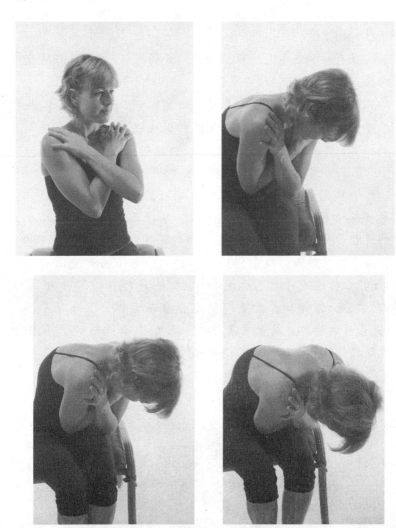

图 10.14～图 10.17 疏松并旋转椎间盘

每天只做一次该练习，坚持 2～3 个月，以便重建健康胸曲或恢复胸曲的平衡。

释放胸部与胸椎区域的意识与想象练习//

至今我还清晰地记得第一次发现想象能直接影响我的身体舒适性时的震惊。

这里有一个格尔达·亚历山大②开创的练习,能很好地说明注意力、想象力以及顺从感觉在自我护理过程中的重要性。

练习第一部分的目的,是记录任何限制、紧张、紧锁以及阻碍。呼吸并感受身体的哪些部位能舒服地运动,而哪些部位则感觉到很紧或疼痛。将注意力集中到胸腔、膈肌,以及上胸部、肩部和手臂肌肉。注意哪些部位运动自如而哪些部位很紧绷。

➤ 侧卧,下方的腿伸直,上方的腿屈膝,上膝朝前接触地面。您也可以把下面一只手放在膝盖上。缓慢而且轻柔地让处于上方的肩朝后面的地面旋转(远离前面的膝盖)。

注意您的呼吸。观察您能在保持上膝盖不离开地面的情况下,能轻松舒适地将肩朝后运动多远。在您呼吸的同时,注意脊椎、肋骨、肩、腰部和骨盆等部位是否存在运动受限或者紧锁区域,是否有运动阻力或者呼吸困难。记住:只要观察,不要试图用力克服任何阻力。保持在舒适的幅度以内运动(图 10.18)。

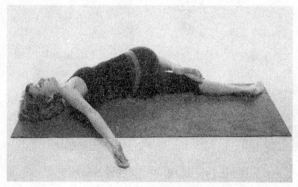

图 10.18　旋转伸展

如此保持这个姿势一边呼吸一边观察 1 分钟左右之后,缓慢地向后转动身体，仰躺在地面上。

　　将焦点集中到体内。想象脊椎与胸骨之间的空间，让意识缓慢地从身体的中央过渡到您刚才伸展过的那一侧的肩部，再经过腋窝进入手臂。用您意识的眼睛探索您上体的内部领域。您可能会注意到脊椎、胸骨和肋骨等骨骼，或者是连接它们的肌肉与组织，又或者是心脏和肺。想象液体流经这些区域的情景，安静而镇定地将它们从胸骨引导到手臂，想象或感受这些空间、组织、肌肉以及骨骼的特性（图 10.19）。

　　这样放松和想象 2～3 分钟以后，缓慢地回到侧卧姿势，上膝弯曲，上肩向后旋转（图 10.20）。观察这次的运动范围，或者组织、肌肉、骨骼与皮肤的特性是否有变化。舒适度是否有所提升？您刚才感受到的紧锁或受限区域是否能打得更开或更为放松？

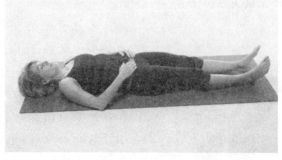

图 10.19　想象练习

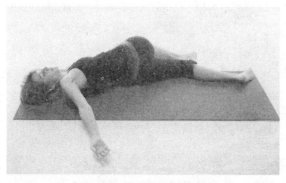

图 10.20　重复旋转伸展

换到身体的另一侧重复该练习。

意识练习:寻找胸椎屈曲反射

有一次我在上格尔达·亚历山大的课时,她让我们静静地仰躺在地板上,将注意力集中到某一块胸椎上,然后缓慢地向身后即地板方向只移动这一块胸椎。作为谦恭的学生,我们都努力地去练习,但整个教室里明显散布着挫折感。格尔达在教室里来回走动,观察学生们的种种努力。"我们这次不用舌头,"她说,"只移动椎骨。"她似乎是在让我们去做不可能完成的任务。最后,她决定给我们一点提示。提示就是这个练习形式。

这个微妙的运动练习把我们的意识调整到我们行走时,刺激上背部所引发的反射活动,同时它还阐明了行走与胸椎的健康以及灵活性的直接关系。

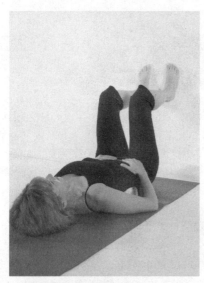

图 10.21　上背部(胸椎)屈曲反射

▶ 与附近的一面墙成直角仰躺,双膝屈曲。抬起小腿,使双脚抵住墙壁,墙面与小腿成直角。您的脚、膝关节和髋关节应该在一个平面上,小腿与地面平行,大腿与墙面平行。做这个练习时维持腰椎正常弯曲很重要(您可以用一根卷好的毛巾放在腰后)。

轻柔地用脚蹬墙。随着您的胸椎轻微曲向地面时,您会感觉到上背部的反射运动(图 10.21)。

如果您没有感觉到这些微妙的运动,您或许需要微调一下起始姿势。尝试让您的臀部更靠近墙面,但记住一定要保持小腿与地面的平行。

　　您也可以尝试一下不用双脚同时蹬墙，而是一次只用一只脚蹬，然后换另一只脚。

　　我的胸椎曾经有3处骨折，我发现，当我用左脚或用右脚蹬墙时，脊柱的一侧会出现屈曲反射，但我始终无法感觉到脊柱另一侧的屈曲反射。我经历的事故导致那个区域的反射紊乱。格尔达向我保证只要我坚持做这个练习，这些反射是会得到恢复的。后来真的恢复了。

胸椎旋转偏好的释放姿势 //

　　当反射得到调谐，我们就能迅速恢复平衡。注意我们在承认和肯定了我们的偏好后会轻易地提高运动舒适的范围。

　　▶取坐姿，双臂交叉，双手分别置于另一侧的肩部。轻柔地将脊柱向右旋转。停止旋转，让您的脊柱自己弹回中线。然后将脊柱向左旋转，同样让其自己弹回中线（图10.22～图10.24）。

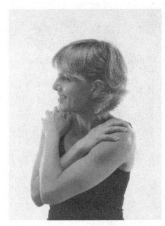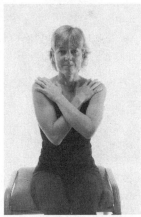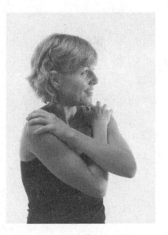

图10.22～图10.24　检查旋转偏好

　　这个动作您觉得哪一个转动起来更容易？注意观察脊柱反弹的特性和强度。旋转到最舒服的位置并保持该姿势约20秒，然后再缓慢地回到中线。检查另一方向是否出现运动范围和舒适度的增加或者强度更为平衡。

侧弯偏好的释放姿势

现在检查侧弯偏好

▶取坐姿，向右侧弯，将右肩向右髋靠近。注意保持头、颈和上体与髋部处于同一平面，就像位于两块玻璃之间一样。感觉运动过程中是否出现紧张、限制和疼痛。然后身体回到中央位置（图 10.25 与图 10.26）。

接下来，向左侧弯，使左肩移向左髋，同样需要注意保持头、颈和上体与髋部处于同一平面（图 10.27）。这两个方向的侧弯您感觉哪一个更轻松、更舒服？

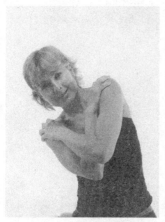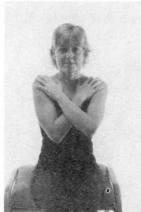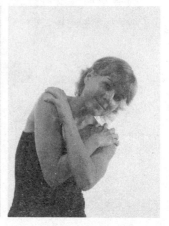

图 10.25～图 10.27　检查侧弯偏好

现在向您感觉更舒服的方向侧弯，保持侧弯姿势 10～30 秒。随后再检查是否另一方向的运动范围和舒适程度有所增加。

结合旋转与侧弯偏好

这个结合两者偏好的练习对肋骨疼痛以及脊柱侧凸（参阅第

十九章)引起的紧张很有好处。

> 如果您感觉胸廓一侧出现疼痛和限制,尝试将侧弯偏好与旋转偏好相结合,这样您就相当于将两个无痛运动结合起来了。比如您喜欢向右侧旋转和向左侧侧弯,那么就缓慢地向右旋转直到找到舒适位置,然后再稍微增加一点向左侧的侧弯。

"缓慢"是这个练习的关键词。一定要异常缓慢地运动,这样您才能感觉到紧张释放和疼痛消失的确切位置。在这个位置松弛1~2分钟,同时在紧锁区域呼气(图10.28)。

记住要缓慢地离开这个姿势,以免再次激活旧的紧锁模式。

. . . .

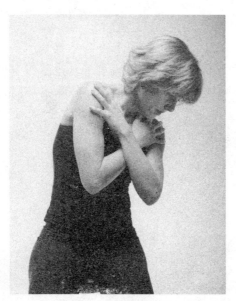

图10.28 结合(右)旋转偏好与(左)侧弯偏好

胸椎区域的释放姿势

> 要释放上背的紧张,侧卧,弯曲双膝,头下垫一只枕头。您的头、髋和脚应该处于一条直线上。弯曲上方的手肘,让处于上方的手置于您上方的大腿上。缓慢而轻柔地让您上面的肩和手

肘向后坠向地面,直到您寻找到最为放松的位置(图 10.29)。

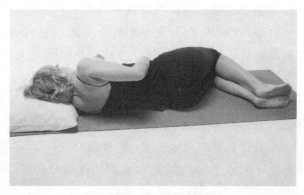

图 10.29　胸椎释放姿势

　　让您的整个身体在这个舒适的姿势放松。如果想要增加舒适感,您可以在身后放置一只枕头用来支撑您的手臂(图 10.30)。以这个姿势入睡有助于缓解手和手臂的疼痛(见第十四章)以及腕管综合征(有关腕管综合征,请参阅第二十章)。这个姿势也可以与第三章介绍的"懒狗"练习结合使用。

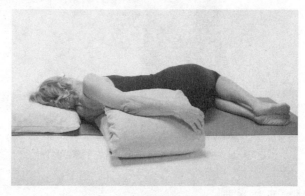

图 10.30　借助枕头释放胸椎

第 12 胸椎:脊柱自然弯曲中的转折点

　　第 12 胸椎是与肋骨相连的位置最低的椎骨,与第 2 胸椎相连的两根肋骨很短,甚至都还没有到达身体的两侧。这个区域因为多种原因容易出现过度劳累和积累紧张。

　　健康平衡的脊柱的自然弯曲使其既具备灵活性或弹性,又有减震功能。然而,僵硬的姿势有可能造成脊柱几个自然弯曲之间的过渡区域出现疲劳和紧张。在第12胸椎部位,向后的胸曲与其下面向前的腰曲相连,一旦这种自然弯曲失衡,就会出现紧张。同样的脆弱性也体现在第5腰椎与骶骨相连的位置,以及第7颈椎与第1胸椎相连的位置。

　　第12胸椎附近的紧张也可能来自于紧缩的膈肌或者紧张收缩的腰方肌(见第三章)。

　　检查髋骨外上缘的指示点。该位置如果出现压痛说明第12胸椎处于紧张状态(图10.31)。

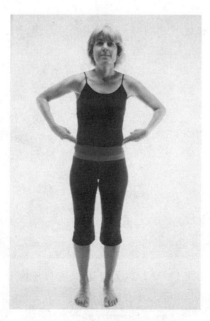

图 10.31　第 12 胸椎指示点

第 12 胸椎释放练习：“烤火鸡”

这个第 12 胸椎释放练习，俗称“烤火鸡”，它是打开上背与下背之间运动的关键性释放，可以帮助解放身体下部以及四肢的淋巴液流动。这个简单的姿势还能释放膈肌、第 12 肋骨以及上腰大肌收缩引起的紧张。如果髋骨外上缘的指示点出现压痛或者膈肌、肋架下或后腰出现紧张，就说明需要这个释放练习。

➤ 仰躺，弯曲双膝，双脚踩在地面。双脚用力推，使臀部抬离地面，在臀部下面塞入一只枕头。为了获得最佳效果，不要让枕头滑到腰部或腰部以上。

进入该姿势后，蜷曲身体，使双膝向双肩移动。让双膝向身体两侧打开。手肘支撑住地面，双手向上支撑双膝（图 10.32）。手肘放在地面有助于让手臂保持松弛。这个姿势获得这个特别的称谓，是因为做这个动作时您的身体很像一只大浅盘里的烤火鸡！

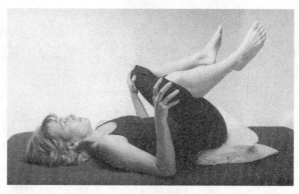

图 10.32 “烤火鸡”释放第 12 胸椎

缓慢平稳地呼吸，让您的膈肌朝四周扩展。保持呼气时的放松状态和缓慢速度。不要试图用力挤出或者吹出气体。口腔松弛，微微张开，允许缓慢自然的呼气。

第十一章

脊柱的健全

脊柱的自然弯曲

骨骼与身体自我矫治疗法的创始人亚瑟,在他的讲座中常常会提到平衡的脊柱曲线的重要性。他有一次说,"世界上没有一个国家承认您的身体结构很重要。也没有一个系统来平衡脊柱的 3 个弯曲。腰曲应该在腰部区域,但是很多人的腰曲却延伸到了胸部区域。"

他认为平衡的胸曲是良好姿势的关键所在,同时还能避免随着年龄的增长容易出现的心脏问题。一个反转的胸曲,即上脊柱向内凹,会压迫心脏,因为它限制了胸腔上端的空间。他给我们讲述他曾经遇到一位美国医生,这位医生说他所见过的每一位有二尖瓣①问题的患者,其胸椎曲线都存在不同程度的扁平。

亚瑟注意到:

在学校里,老师教育您要把双肩向后,挺起胸膛,坐得笔直。这样正好让脊柱变直。但是一个笔直的脊柱却失去了弹性。这个世界上每一本解剖书都显示脊柱存在 3 个弯曲,它们使脊柱兼具灵活性与强度。如果老师能在学校教孩子们如何释放和平衡他们的脊柱曲线,您今后将不会看到那么多的背部毛病……"骨骼与身体自我矫治疗法"是唯一能教

您如何恢复脊柱 3 曲的技法……如果您把一根异常弯曲的
脊柱拿来压直，它就变长了。请问这根变直的脊柱如何适应
并未变长的身体？它只好向两侧弯曲，结果就形成脊柱侧
凸。只有当脊柱的 3 个弯曲得到平衡，整个身体才能更好地
发挥功能[②]。

脊柱弯曲改变方向的部位恰好也是最容易积累紧张的地方。例
如，如果有人存在扁平的胸曲或者腰曲的弧度不正常，紧张就会
聚集在第 7 脊椎和第 1 胸椎，把这两块椎骨向后挤，形成通常所说
的"罗锅"（dowager's hump）。

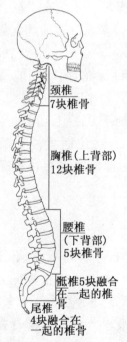

颈椎
7块椎骨

胸椎（上背部）
12块椎骨

腰椎
（下背部）
5块椎骨

骶椎5块融合
在一起的椎
骨

尾椎
4块融合在
一起的椎骨

图 11.1　平衡的脊柱弯曲
**　　　　右侧视图**

健康的体位

解剖

健康的姿势源于平衡的脊柱
结构。下背（腰部）5 块厚厚的腰椎
自然形成一个轻微朝前的曲线。
胸部（上背与中背）的 12 块胸椎形
成一个朝后的曲线。7 块更小的颈
椎骨轻微前曲。在每两块椎骨之
间是连接它们的凝胶状椎间盘，正
是这些椎间盘给我们的脊柱带来
了灵活性，同时也能在运动时起着
支撑作用。椎间盘与脊柱的弯曲
共同作用，构成脊柱的天然减震器
（图 11.1）。

有利于保持天然脊柱曲线的睡姿///

这个练习帮助我们重建脊柱的自然弯曲，让脊柱保持强度与弹性。

➤ 找两条手巾。先将一条自上而下对折，然后将两边折向中间，最后卷成圆柱状（图 11.2～图 11.6）。另一条如法炮制。把卷好的手巾放在床上，以便运动练习后使用。您或许想试试不同厚度的手巾，看看哪个最适合您。这些卷好的手巾是用来支撑您的颈部和腰部的。如果它们太大或太厚，可能会对颈部和腰部产生过大的压力。

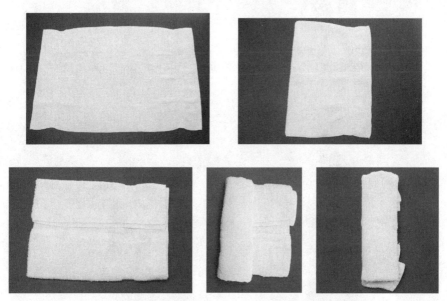

图 11.2～图 11.6　毛巾折叠和卷起

➤ 开始时直立，然后将手肘抬高到肩膀位置，双手指尖在中线重叠。轻柔地向左向右转动脊柱，尽可能转动到舒适范围内的最远位置。眼睛盯住手肘，这样您的头也会随着脊柱一起转动。朝两个方向分别做 30～40 次这种动作（图 11.7～图 11.10）。旋转脊柱有助于温暖并软化脊椎之间的凝胶状椎间盘。

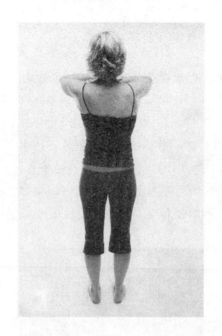
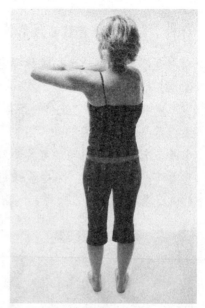
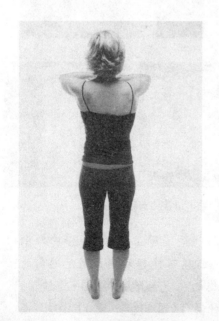
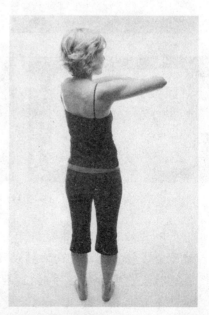

图 11.7～图 11.10 旋转脊柱温暖椎间盘

　　然后躺下,将一块卷好的手巾垫在腰下,另一块垫在颈下。就这样枕在两块手巾上仰卧至少 20 分钟(图 11.11)。在旋转运动让椎间盘受热以后,枕在毛巾上有助于重建正常的脊柱曲线。如果您觉得很舒服,您可以睡眠时也采用这个姿势用毛巾来支撑腰曲和颈曲。

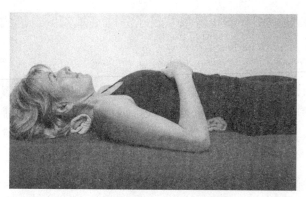

图 11.11　平躺在卷起的毛巾上重建脊柱弯曲

　　有一段时间,我只用颈部的毛巾,结果并不理想。我认识到同时支撑颈曲和腰曲会让颈部更加放松,也能得到更好的支持。如果您垫着毛巾卷入睡,您可能发现在膝关节下面放一只枕头能进一步支撑您的腰部。

再说体态

　　姿势或者体态是我们经历的缩影。从我们的姿势能看见我们的过去。我们生来就带着先天遗传的骨骼结构和体型模式。从小时候起,我们就模仿父母的体态或者行走方式。父母的运动行为模式被我们潜移默化地吸收,然后变成自己的常规模式。跌倒、创伤或情感威胁能让我们产生防御行为,在身体外在的结构里面留下防御模式的蛛丝马迹。

　　透过身体姿势,我们还可以看到我们的现在。我们选择的活动或者体育项目或许能决定我们是否会成为右侧或左侧主导。我们可能形成各种习惯性的使用模式,譬如把婴儿放在哪一边的腿上,在打字的同时用哪一只耳朵接听电话,或者是出行时用哪一只肩膀来背手提电脑。我们的工作、我们开车的方式,甚至我们坐下来看电视的习惯模式都会久而久之造成身体轻微的失衡。这些模式其实可以从我们磨损的鞋子、经常坐的椅子或者汽车座椅上看得出来。我们也可以从镜子里客观地观察自己的姿势来找到这些模式的证据。

使用相对客观的观察有其特有的优势。在我的摩托车事故后,看到我朝一边倾斜的姿势,医生建议我对着镜子练习站立和行走。侧曲并没有让我觉得很不舒服。但是那种习惯维持的时间越久,我就越容易把这种错误的姿势变为常态。同时我运动范围的潜能也受到限制,我的身体已经忘记了其实还可以选择更为平衡的姿势。

但是利用镜子来找回良好姿势也有一些不可靠,因为那些"看起来正确"的印象会盖过您内在的校准、平衡以及舒适感。例如在受伤代偿过程中,在一个紧锁模式上再增加一个"看起来正确"的紧锁模式,只会导致进一步的紧张。解决方法就是不要从一个静态的侧倾姿势转变到一个静态的直立姿势,然后试图保持那种正确的姿势。

姿态是一个结构与功能之间动态的平衡过程。通过运动打开我们的各种选择,再通过姿势来释放潜在的紧张和紧锁模式,身体就能以最优化、最具功能性的方式接受并融合这些变化。用特定的运动练习和姿势法对身体进行再教育,可以促进我们的感觉导向和适应能力,让身体自然恢复平衡。以循序渐进和柔和的方式使僵硬模式被轻松姿势与自如运动所替代。

每天练习以下的姿势运动达 2~3 个月,将有助您重建更为健康的姿态。这些运动练习特别用于恢复脊柱曲线的平衡。请参阅第二章腰部、第十章上背以及第十五章颈部等章节,有关脊柱相应区域的其他运动练习与释放姿势。如果您患有脊柱侧凸,请参阅第十九章。

骨盆与脊柱:体位的根基

骨盆的解剖结构

尽管这些部位在本书前面的章节已经分别提及,本节关于姿势的讲述中我们将把骨盆作为各个部分组成的整体来看待。

骨盆由 2 块髋骨、骶骨以及尾骨构成。每块髋骨其实又分别由 3 块融合在一起的骨骼组成:髂骨、坐骨和耻骨,这些融合在一起的骨通常作为一块骨一起运动。所有这些骨骼通过肌肉、韧带与肌腱联系在一起,构成一个稳定的骨盆以承受重量、转移重量、运动以及作为盆腔器官的支撑容器(图 11.12)。

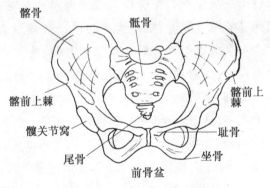

图 11.12 女性骨盆前视图

重建腰曲

我们在行走时,骨盆的自然运动会使腰曲发生伸展和屈曲。通常,腰痛源于固定腰椎的紧锁模式。

下面这一组练习通过运动来提醒神经肌肉系统认识到还有其他的选择。这些练习还可以帮助腰椎恢复平衡运动。

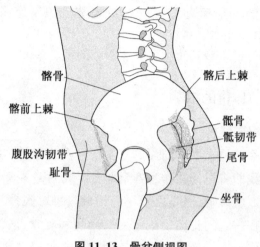

髂骨

髂后上棘

髂前上棘

骶骨
骶韧带

腹股沟韧带

尾骨

耻骨

坐骨

图 11.13　骨盆侧视图

坐骨的意识练习

　　我还记得第一次注意到坐骨以及坐骨与椅子接触时的情形。我开始缓慢地前后摇晃髋骨,观察坐骨与椅子的接触变化并感受脊柱的运动。如果做这个动作的速度很慢,就能感觉到我在使用两侧的髋部肌肉,我注意到了身体两侧细微的不平衡。继续练习这个动作,我发现腰部的舒适度与松弛度都有所增加。

　　亚瑟告诉我们,这个放松的骨盆前后运动有助于重建天然的脊柱弯曲,增加脊柱的灵活性。当我去上他的第二堂姿势课时,他发现我的脊柱侧凸已经得到矫正,您可以想象我当时的兴奋之情。

　　▶坐在椅子上,感受您如何坐在自己的坐骨上。不要移动身体,感受您的体重压在坐骨上的感觉。您是否感觉到一侧的坐骨比另一侧承受着更多的身体重量?不要试图矫正它,只细心观察和体会。如果需要,您也可以把手塞到臀部下面,用您的手来感觉您的体重如何在坐骨之间分配(图 11.14 和图 11.15)。

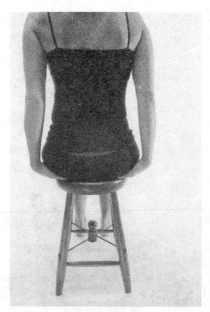 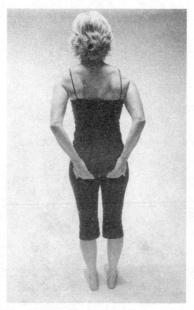

图 11.14　接触坐骨　　　　　　　图 11.15　定位坐骨

寻找骨盆旋转的正中点

　　这个练习有助于恢复下背的运动平衡。它没有给这个区域增加一种新的姿势紧锁模式，而是提供身体新的运动选择，让自我平衡反射由内而外起作用。通过这种方式，我们的脊柱内实现了自然平衡，而不是在试图保持某种姿势时产生新的紧张模式。

　　这个练习可以在一天之内反复做，尤其是当您的工作性质决定您必须久坐时。它能有效地放松腰背，强化脊柱自然曲线，支撑脊柱。记住：练习时一定要保持在舒适的运动范围内。

　　▶ 把手放到髋骨顶端，想象它们是三轮车的轮子。在舒适范围内尽可能朝前转动（骨盆的）轮子，这样您就能使下背形成一条朝前的弧线（图 11.16）。

　　然后，在舒适范围内尽可能朝后摇晃，直到您的下背的弧线

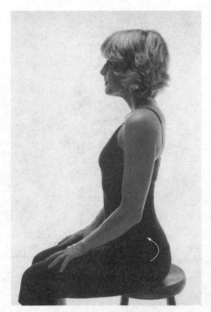

图 11. 16　骨盆前旋

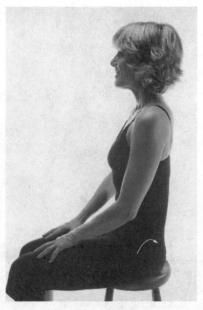

图 11. 17　骨盆后旋

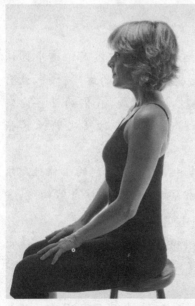

图 11. 18　中点

变平或者稍微后曲。从骨盆的骶骨和腰椎区域，甚至从坐骨启动运动，而不要从腰部、胸部、肩部或头部启动上述运动。做这个动作时速度要慢，不要使上体前移(图 11. 17)。

　　让您的下背运动来自于髋骨向前或向后的旋转。运动过程中，注意是否在某些位置出现阻力或肌肉抽搐，以及在哪些范围内运动显得很顺畅。动作尽量缓慢，让身体两侧的肌肉协同作用实现顺畅连贯的动作。骨盆前后转动

4～5次,运动到最大的舒服范围。

现在,缩短运动幅度,也就是说,继续朝前运动但不要像刚才那么远,然后向后运动也不要太远。就这样每次前后运动都不断地缩短运动幅度直至到达中点。在这个中点上,将注意力集中到坐骨和下背部(图11.18)。您是否感觉到脊柱的松弛?您是否感觉到躯干下面骨盆的支撑作用?

一旦您找到这个中点,并感受到脊柱的轻松以及坐骨和骨盆底构成的支撑基础,回到您正常的日常活动中去。不要试图维持这个姿势。身体很聪明,它会以身体结构能承受的节奏吸收融合练习产生的变化。

椎间盘疏松练习重建胸曲

下面的练习在第十章已经介绍过了,这里重述是因为它对重建健康脊柱姿态很重要。

该练习以及之后练习中的轻柔弹性运动可以温暖并软化椎骨之间的凝胶样椎间盘,唤醒脊柱放松胸曲的潜能。做这个练习时,将注意力集中到上背的感觉有助于加强练习的效果。

➤坐在椅子上,双臂在胸前交叉,头朝前,使脊椎自然后曲(图11.19)。然后您的头朝前坠向胸前,感觉此过程中胸椎(上背)区域的微妙变化。注意两肩胛骨之间、颈底部或者下背部出现的任何紧张或牵拉。

保持蜷曲姿势,将注意力集中到上背,从这里开始在上脊柱做轻柔的弹性运动。看看您是否能感觉到每一块椎骨的弹性运动。在弹性运动过程中,您的头会缓慢地移向您的大腿,但您不是用颈部或头,而是用脊椎本身来启动弹性运动。当您继续弹性运动时,让您的身体朝前蜷曲,您的上背弯曲得更厉害。当您达到前屈的舒服极限时,感觉胸椎区域的弯曲程度,然后继续轻柔的弹性运动,同时开始舒展脊椎,从胸椎区域位置靠下的脊椎开始朝上反弹每一块脊椎直到身体恢复端

坐姿势。每天做 1～2 次这个练习来疏松您的椎间盘，重塑健康
的胸曲（图 11.19～图 11.23）。

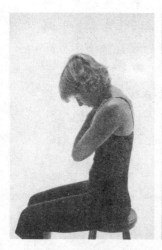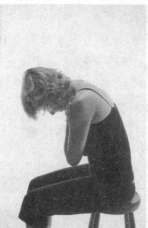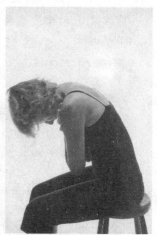

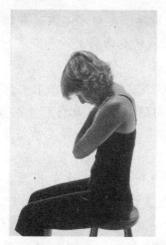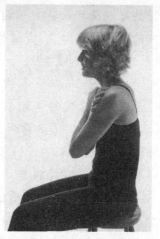

图 11.19～图 11.23　椎间盘疏松强化胸椎的自然弯曲

要进一步增加上脊柱的可动性，也可以使用第十章介绍的
"胸骨弯曲"和其他练习。

平衡的坐姿

疏松椎间盘与找到中点相结合 ///

如果这个练习做得好,您将开始让腰曲重建功能性最强的中点,同时使上背恢复到最自然的后曲。入座后,骨盆承受着体重,您的双肩将更为放松,脊柱更加平衡。

▶ 正如在基础的椎间盘疏松练习中一样,双臂胸前交叉,头朝前,开始轻柔的弹性运动,让胸椎朝前蜷曲(图 11.24)。

然后低头,胸椎成圆形,向前旋转骨盆("三轮车车轮")到达您在"寻找骨盆旋转中点"练习中找到的中点位置。这两个练习都在本章前面做了介绍。确保从骨盆而不是腰部或上体启动运动(图 11.25)。

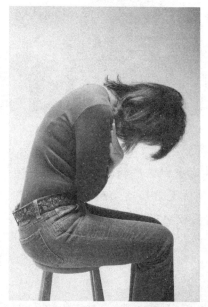 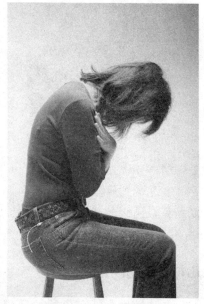

图 11.24　椎间盘疏松　　　　图 11.25　旋转髋关节到中点

一旦您以低着头缩着下巴的姿势到达中点,保持上脊柱的蜷曲,同时让蜷曲的上脊柱缓慢地直接后移直到双肩到达髋骨的正上方。此刻您的下巴还是缩着的,上背保持轻微的后曲,您的双肩与髋骨在垂直平面上。现在慢慢地抬头成直立姿势(图11.26与图11.27)。

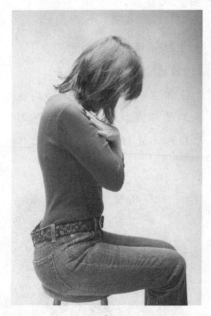 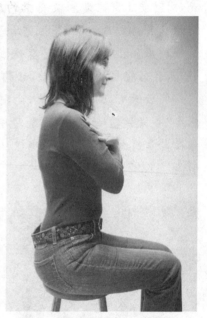

图 11.26　肩关节移向髋关节　　　　图 11.27　抬头

细心体会您的感觉,不要简单地重回熟悉的模式。做这个练习最常见的错误就是从腰部和肋骨位置启动运动到中点,以及用挺直脊柱的方式牵引双肩后移,从而破坏了胸曲。

几句关于糖的话

在我发生摩托车事故的几年之后,我参加了一个冥想班。我注意到我的身体在静坐练习过程中得到了放松。当我的双肩下沉时,我开始感觉到胸椎区域"愈合"的压缩性骨折部位出现烧灼样疼痛。当我收紧双肩,将重量从脊柱中部抬起,这种疼痛就消失了。我对此现象感到很好奇。我想弄清楚的问题是:能不能在放松肩部的同时释放脊柱的紧张与疼痛? 一次偶然的机会我看到一幅《健康图表》③,我的注意力一下子集中到了背阔肌,这块很大很宽的肌肉起源于下背和下肋骨,向上延伸到后背,穿过肩胛骨的下端,最后包裹在手臂下面,与手臂的前上方相连。因为我后背的这个区域经常感到疼痛和无力,而且它与我发生过骨折的脊椎部位正好相连,我就开始怀疑我脊柱的疼痛是由背阔肌的无力所引起的。

《健康图表》是一个将针灸、肌肉强度以及营养等信息与姿势平衡关联起来的系统。我看到的这个图表显示了大背阔肌与胰腺之间的关系,并暗示食物中的糖分可能导致背阔肌虚弱无力。

我开始进行实验,测试是否避免糖的摄入能有助于缓解我后背的疼痛,并让我的双肩放松。经过一段时间的实验,我发现避免糖的摄入确实能平静我后背以及肩部过度反射的肌肉紧张模式,正是这些肌肉紧张模式导致了我中背的疼痛。通过锻炼增强我的背阔肌以及节制糖的食用,我开始稳定并维持脊柱的力量以及姿势的平衡,后背也不再感到紧张与疼痛了。

当我问那些胸椎部位出现紧张和疼痛的患者和学生是否最近吃过很多糖时,他们往往会给我肯定的回答。认识到糖分摄入与后背疼痛之间的潜在关系,使我们能更好地控制和选择自己的舒适程度。第12胸椎释放或"烤火鸡"练习,同样对该胸椎区域有用。

第十二章

肋　骨

肋骨的解剖结构

　　人体有 24 根肋骨,它们组成 12 对,分别连接在 12 根胸椎的两侧。这些肋骨构成的肋架能保护胸腔的内脏器官。肋骨从脊柱出发,从两边朝前弯曲与身体前方的胸骨呈直接相连,或者通过软骨连接。最下面的两对肋骨(第 11、12 肋骨)比其他肋骨短,并不与前面的胸骨连接,因此也被称为"浮肋"(图 12.1 与图 12.2)。肋骨之间的肋间肌分别与一根肋骨的上端和另一根肋骨的下端十字交叉相连,使肋架的保护结构充满柔韧性。

　　肋架的疼痛可能源自跌倒、受伤或疲劳所引起的肋间肌扭转或紧张,或者是由位于肋架下面构成胸廓基底穹顶样的膈肌的紧张或牵引所致。

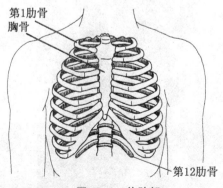

第1肋骨
胸骨

第12肋骨

图 12.1　前肋架

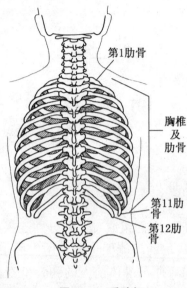

第1肋骨

胸椎
及
肋骨

第11肋
骨
第12肋
骨

图 12.2　后肋架

肋骨架的一般释放姿势法

➤ 对于肋架侧面的压痛，缓慢地侧弯（肩移向髋），并旋转躯干，围绕压痛点弯曲，直到压痛得到缓解（图 12.3）。

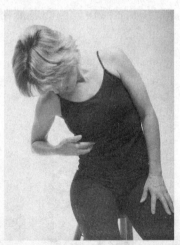

图 12.3　环绕酸痛肋骨侧弯与蜷曲

缓慢地探索性运动,寻找释放位置。动作过快容易跳过最佳的疼痛缓解位置。

如果一般姿势不起作用,尝试下面介绍的针对具体肋骨的更精细的释放方法。

膈肌释放

膈肌由拱成穹顶样的肌纤维构成,横跨整个肋架的基底部。膈肌分别与胸骨底端、第 10～第 12 肋骨内侧以及从第 12 胸椎前端向第 2 腰椎延伸的中心腱相连。呼气时,膈肌处于松弛状态,穹顶隆起;吸气时膈肌变平。膈肌的紧张或牵拉会给肋架产生内压力(图 12.4)。

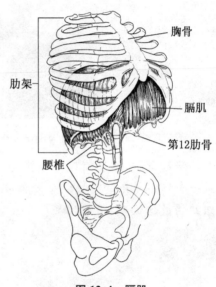

图 12.4 膈肌

这个练习有助于释放膈肌紧张。您也可以用第 12 胸椎释放,即第十章介绍的"烤火鸡"练习来释放膈肌(图 12.5)。

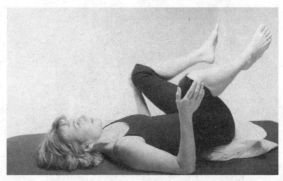

图 12.5 "烤火鸡"姿势

➤ 取坐姿,用您的手指来触摸和感受肋架下是否存在肌肉紧张(图 12.6)。

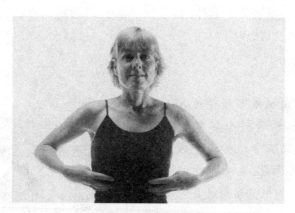

图 12.6　膈肌点

缓慢弯腰,结合侧弯与旋转,使身体弯曲在紧张区域周围,形成一个环绕紧张的"洞穴"。动作要缓慢,这样您才能感觉到软化组织的最佳位置(图 12.7)。

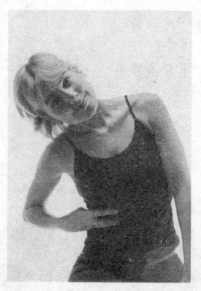

图 12.7　膈肌释放

保持这个姿势至少 20 秒,同时身体放松,呼吸轻缓。

第 1 肋骨(肩顶部)

　　用来释放第 1 肋骨的等长运动也能释放肩部以及下颈部紧张,打开该区域,使淋巴更好排毒。对于肩部、胸部、颈部、手臂甚至手与手指的任何紧张与不适,首先要释放第 1 肋骨。

　　第 1 肋骨从胸骨附着点上弯,直接穿过锁骨下面,与后背的第 1 胸椎相连。第 1 肋骨周围肌肉密集,因此常常造成颈部以及肩顶部紧张。释放第 1 肋骨是其他肩部释放练习必不可少的准备步骤。

　　该区域的紧张可以阻止淋巴液从头部向颈部流动,结果导致头、鼻窦以及胸腔更大程度的充血。因此,这里介绍的技术也可以用于治疗感冒症状。

　　您可以通过触摸肩顶端毗邻下颈部的位置,检查那里是否存在紧张,从而判断第 1 肋骨紧张程度。如果那里出现紧张,那就要释放第 1 肋骨。

　　这里介绍两个释放技术。它们最初似乎显得有些复杂,但请一定要坚持下去,因为它们对于缓解肩部区域的紧张与不适十分有效。这两个练习都做,看看哪一个最适合您。

第 1 肋骨的等长释放 ///

　　▶ 坐在椅子上,屈膝,把脚放到椅子边缘上。您也可以站立或坐下做这个练习,直接面对一张桌子或与肩齐高的架子表面。这个桌子或架子表面或您的膝盖将提供等长运动的阻力。

　　屈肘,将其置于一个坚固的表面或者您弯曲的膝盖上。从您的手肘处轻微推挤(只用 20% 或以下的力量)膝盖或桌面。维持这个等长运动压力 10 秒,同时想象手肘向下穿过了桌面(图 12.8)。

　　10 秒钟之后,释放推力,让手肘垂于体侧。柔和缓慢地举起手肘,与身体成直角,然后用手肘靠墙,挤压肩关节。让颈部与肩部的肌肉彻底放松。维持这个松弛的姿势10～30秒(图12.9与图12.10)。

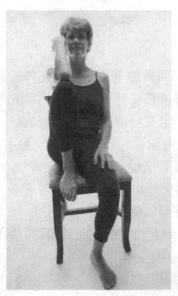

图 12.8　肘关节推膝关节

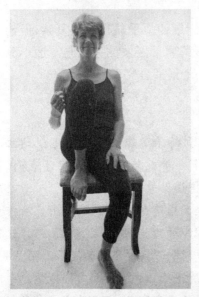

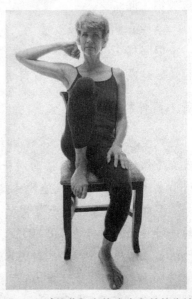

图 12.9　肘关节向地面放松　　图 12.10　肘关节与身体成直角并倚靠墙面

第1肋骨替代等长释放

▶ 在餐椅或办公椅后背放一只柔软的枕头。侧坐在椅子上，让
疼痛或紧张一侧的手臂悬在椅背上，这样腋窝正好依靠在枕头上。让
疼痛一侧的手柔和地向下伸向地面，利用肋骨部位肌肉协助手的下探
运动（图 12.11）。椅背上的枕头将为该运动提供一个柔和的阻力。

继续此等长牵拉运动 10 秒钟，然后站起来，让手臂被动地垂
向地面，完成这个未遂的运动（图 12.12）。

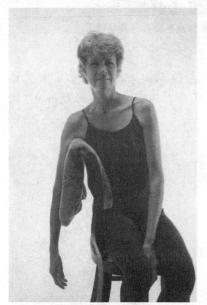 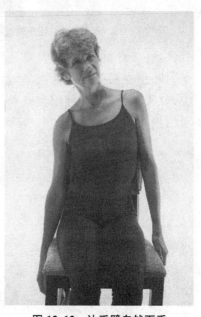

图 12.11　向下牵拉手臂　　　　　图 12.12　让手臂自然下垂

接下来，屈肘，手臂侧举，与躯干成直角，与肩齐平。手肘倚
靠墙，让颈部与肩部肌肉彻底放松。维持这个放松姿势至少 10～
30 秒（图 12.13）。

胸骨点的肋骨释放

释放沿胸骨线的压痛点不仅能释放肋骨，而且有助于平衡淋

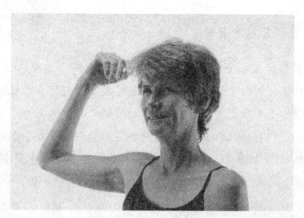

图 12.13　让手臂与身体成直角并倚靠墙面

巴流动,促进健康①。

➤ 检查肋骨与胸骨交界边缘的压痛。如果某个地方出现压痛,轻柔地前倾,同时稍微旋转,从而在压痛点周围形成一个"洞穴"(图 12.14 与图 12.15)。

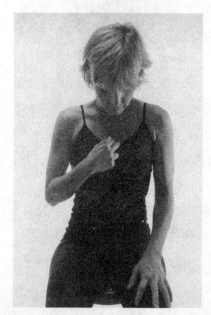

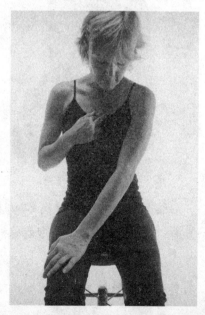

图 12.14　定位疼痛肋骨　　　**图 12.15　胸骨附近肋骨疼痛的释放姿势**

您也可以轻柔地抓住压痛一侧的上臂,将其拉向压痛点,围绕压痛点蜷曲身体,直到您感觉到压痛点松弛。

在这个姿势放松至少 10~20 秒。

释放个别肋骨紧张的精细运动

处理个别肋骨往往能产生更高的内在或情感层次的彻底缓解感。相邻肋骨之间的肋间肌只需要轻微的运动来释放,因此释放个别肋骨的动作需要特别精细。比较难做到的是找到运动的偏好方向,轻柔地触摸肋骨,同时通过指尖来感受体内极细微的舒适感。

➤ 以舒服的姿势坐下或躺下,用您的中指沿肋骨轻柔地摸索压痛、疼痛或紧张。用指尖轻轻触及皮肤,通过向压痛点周围缓慢移动的方式异常轻柔地探索皮肤的运动偏好,直到您发现在某个方向上皮肤能轻松移动,而且压痛也消失。让指尖保持在那个位置达 1 分钟左右(图 12.16)。

记住:调匀呼吸,全身放松,以便身体接受与融合该释放。

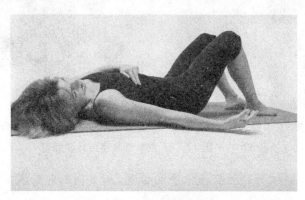

图 12.16　单独肋骨释放

维持肋骨柔韧性的 8 字形运动练习

该运动练习的目的是通过在肋架外侧做 8 字形运动来探索肋骨内部的运动范围。

➤ 站立,双手置于肋架底端,大拇指在前,其余手指在后。轻柔地用右手推压右后肋骨,使它们朝对角线的左前方运动。然后从左前方向左后方做圆周运动,探索这个运动范围内的潜能。现在用左手将左后肋骨向对角线的右前方推压,然后让右侧肋骨沿圆周方向先向外再向右后弯曲(图 12.17~图 12.20)。

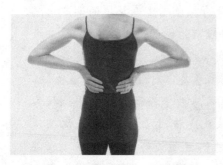

图 12.17　双手置于下部肋骨

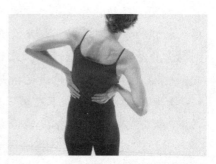

图 12.18　右手向左前方对角线推肋骨

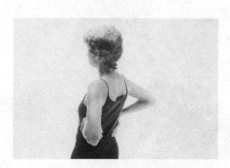

图 12.19　左手肘关节后甩

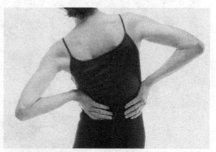

图 12.20　左手向右前方对角线推肋骨

图 12.17~图 12.20　肋骨的 8 字形运动练习

沿肋架侧面朝上变换您手的位置,从不同的起始点重复刚才的运动次序。

现在与刚才运动方向相反,用左手大拇指朝右后方对角线推压,再从右侧向前绕。然后右手大拇指朝左后方对角线推压肋骨,再从左侧转向左前方。继续重复这种侧面的 8 字运动,探索并打开肋架的运动潜能。

第十三章

肩

双肩常常是我们承受和经历紧张的部位。我经常开玩笑说"shoulder（肩）"的拼写就像"should（应该）"加上后缀"er（emergency room 急诊室）"。难道有慢性肩部疾病的人在他们的生活中总是被"应该完成这""应该完成那"这样的负罪感所困扰吗？这些"应该"有那么紧急以至于它们增加了压力和紧张感吗？打个比方，我们可能有很多的盘子在棍子上旋转，肩膀的责任就是不让任何一个盘子掉下来。所有的能量都被用于旋转盘子而不是完成手边的工作。要让这么多盘子不停在空中旋转想必十分累人，因为肩膀从来没有机会得到休息。

我的经验告诉我，慢性肩部紧张最好作为一种全身反应来处理。当脊柱排列整齐处于平衡，强壮而灵活，那么肩膀就可以得到休息。反过来，脊柱需要下背和骨盆作为基础。所有这些结合在一起，我们就可通过平衡的姿势来支持双肩。

释放肩部紧张时牢记：

● 练习和释放胸椎、腰椎和颈椎；

● 释放第 1 肋骨和第 3 肋骨以及肋骨灵活性；

● 姿势练习骨盆旋转；

● 如果为您认为"应该"完成的项目而焦虑，分清轻重缓急，集中精力，完成一件事情，然后宣布暂时"收工"。

肩的解剖结构

　　肩支持手臂与身体的连接，负责手臂的运动。3根骨汇聚在一起组成肩关节：锁骨、肩胛骨和肱骨。锁骨附着于胸骨，是肩胛带与中轴骨的唯一骨连接。一个负责的肌肉群将手臂与躯干附着，并支持手臂在肩关节的运动（图13.1～图13.3）。

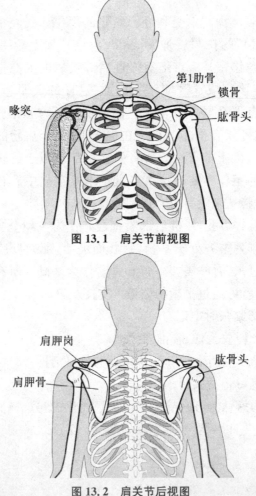

　　第1肋骨
　　锁骨
喙突
　　肱骨头

图 13.1　肩关节前视图

肩胛岗
　　肱骨头
肩胛骨

图 13.2　肩关节后视图

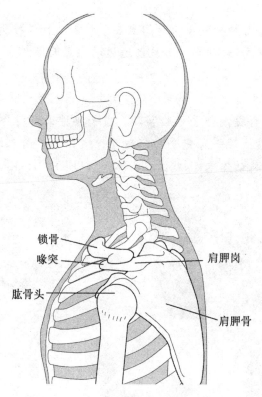

图 13.3 肩关节侧视图

肩的一般释放练习

这些练习多数是为了释放肩部,通过从手或手臂发起运动来使肩部被动运动。从远端(外周)开始运动打破我们通常从相同位置启动所有运动的习惯,这种习惯往往导致过度使用。当肌肉学会组织不同的运动时,就有了新的选择,紧张和疼痛模式也可被缓解。

游泳练习///

　　这个练习特别适合长时间坐在电脑前工作或接听电话的人。运动起始于手,让肩部更加被动地运动。每天做几次该练习来放松肩部紧张。

　　站立,手臂前伸于胸前,掌心向上。首先缓慢将掌心转向您的脸,然后再缓慢将手朝脸移动。当手接近面部时,先将掌心向内,再向下,最后手臂完全向前展开。然后掌心向上继续重复这些步骤,保持动作流畅,就像在游泳一样(图 13.4～图 13.10)。

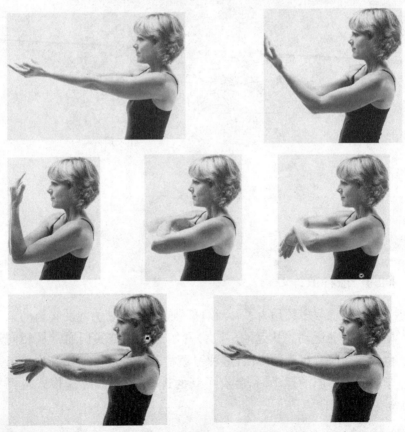

图 13.4～图 13.10　游泳练习

花式舞蹈

　　站立,手臂垂于体侧,开始用手指做微小的挥舞动作,就像您在用手指转动一枚硬币。加快手指运动,开始包括整个手和手腕。注意当您的运动幅度变大后您的前臂和手肘如何参与运动。

　　让这个动作影响您的上臂和肩部,最后挥舞模式越来越大。记住:无论运动幅度多大,始终是从手指开始运动,手臂与肩只是伴随运动(图 13.11～图 13.16)。

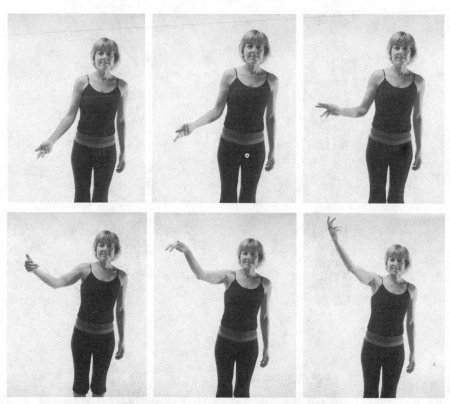

图 13. 11～图 13. 16　花式舞蹈

　　从身体末梢启动运动,有助于促使手臂和肩的核心运动模式得到休息并学习新的无痛选择。

转门把手

站立,手臂放在体侧。想象您手里握着门把手。手腕开始像转动门把手一样做旋转运动,先朝一个方向旋转,然后朝另一个方向旋转。注意手腕的旋转运动如何带动前臂、手肘以及肩的旋转。

在继续手腕旋转运动的同时,缓慢地向身体两侧举起手与手臂(图 13.17~图 13.22)。

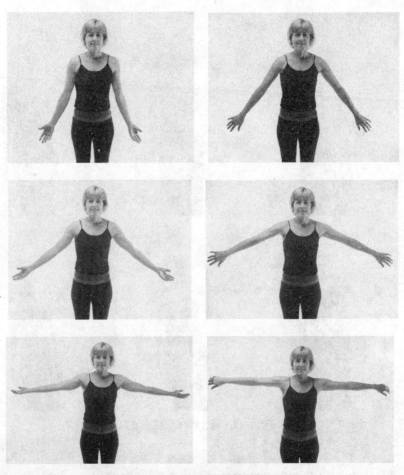

图 13.17~图 13.22　转门把手

椅子或架子肩部操

　　做这套练习前,先选择一把椅子,椅背的高度刚好低于肩部。同样高度的架子也行。花点时间探索各种姿势,看看哪一个方向最有助于释放您的紧张模式。

　　坐在椅子上,一只手肘弯曲,放在椅子的后背或者架子上。身体向弯曲的手肘后倾,有意识地放松颈部和肩部上端所有的肌肉。让椅子或架子支撑您,这样您就能感觉到所有紧张从您的手臂和肩部放松。注意感觉您倾斜的手肘向肩关节的轻微挤压(图 13.23)。

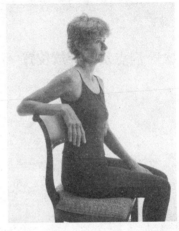

图 13.23　背对架子

　　现在,改变您在椅子上的坐姿或者靠着架子的姿势,从不同的角度给您肩关节以支撑、放松和柔和挤压。不断尝试,找到最舒适的角度(图 13.24 和图 13.25)。

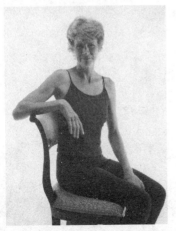

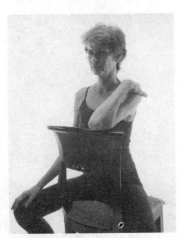

图 13.24　侧对架子　　　　　　图 13.25　面对架子
图 13.23～图 13.25　释放肩关节的几种姿势

　　当然,您也可以请一位朋友轻柔地支撑手臂,使之保持释放姿势,然后从您手肘向上给肩关节挤压。我有时甚至会在交通堵塞时使用汽车头靠、扶手或者车门来支撑体位,或者找个东西靠着给我挤压和释放。

　　记住:练习的关键在于倾斜身体时能真正放松手臂、颈部和肩部。

8 个肩点及其释放位置

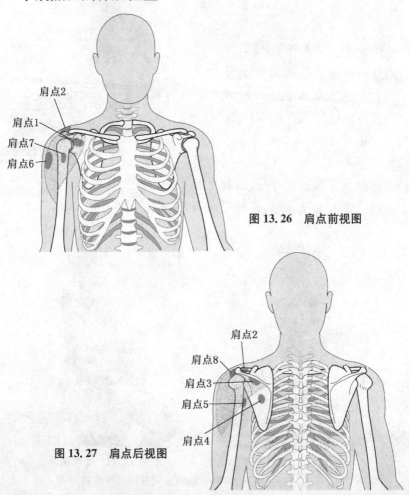

图 13.26　肩点前视图

图 13.27　肩点后视图

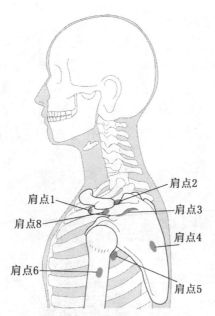

图 13.28　肩点侧视图

肩部的肌肉群使手臂能向不同的方向运动。因为肩部区域很复杂，一次针对一个肌肉群释放将更容易。骨骼与身体自我矫治疗法概括了 8 大具体肩部体位，它们释放 8 大具体的指示点。这 8 个点位上任何点位的疼痛都表明需要相应姿势来释放。用对应的位置来释放这 8 个点位将释放肩部所有主要的肌肉群。

这些以及本书提及的所有姿势释放，始终记住要动作缓慢，拿捏到位。往往会不经意间在匆忙处理疼痛的过程中越过了释放位置。因此动作要轻柔缓慢，集中注意力去感受，感觉到紧张和疼痛缓解的正确位置。要知道您是否处于正确位置的方法之一就是用手触摸指示点，看是否有疼痛。当您处于正确释放位置时，即使用手触摸指示点皮肤，也不会感觉疼痛。

如果从肘部向肩关节挤压，释放位置将更为有效。因此找一面墙，斜靠这面墙进行练习。

肩点1:记忆点

位置

尽管肩胛骨位于身体后侧,其鼻子样的突起朝前延伸到身体的前部,正好位于锁骨之下,紧挨肱骨头。肩胛骨的这个突起被称为喙突,这也是第1个肩部指示点(图13.29)的位置所在。喙突上或者周围出现压痛或疼痛时,用下面的释放位置来释放相应的肌肉群。

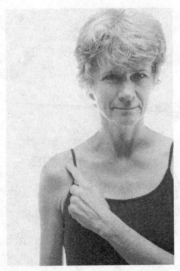

图13.29　肩点1

这个点通常被称为"记忆点"。您可以在考试过程中,揉搓这个点位几秒钟来帮助您回想起需要的信息。我曾经与一位90多岁的老人一起练习过,他的一生多姿多彩。在练习间隙,他会给我讲一些精彩的故事。有一天,他讲到一个特别有趣的地方时突然陷入了沉默。我走过去,揉了揉他的记忆点(喙突),他立即接着刚才停顿的地方继续讲,一口气讲完了这个故事。他妻子的好奇心一下子被激发起来了。"您是如何做到的?"她问我。记忆点我们人人都能用,在准备考试或者考试期间它随时乐意为您效劳!

释放肩点 1:披肩 //

➤ 站立,屈肘,前臂上举过面部,进入一个舒服的位置。我的学生经常把这个位置称为"披肩",因为这个动作就像在您的面前拉一条披肩(图 13.30)。

如果以这个姿势躺下,保持身体舒适,让手臂放松,维持这个姿势大约两分钟。有时用一点力从肘部向肩部挤压会释放得更加迅速。在这个动作里,您可以用您的另外一只手臂来轻微地将手肘向肩部推动。

如果采用站立姿势,在面前摆动假想的披肩,使您的上臂向上并交错。然后用手肘支撑斜靠着墙,感受从手肘向肩关节的挤压并轻微地用肩部抵抗这股推力(图 13.31)。

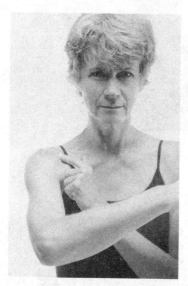 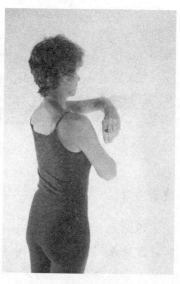

图 13.30 肩点 1 的   图 13.31 肘关节倚靠墙面,
  释放姿势:披肩   从肘关节向肩关节挤压

注意喙突部位的任何软化、搏动或减轻的压痛。

※ ※ ※

肩点 2

位置

这个位置的指示点位于肩顶部锁骨和肩胛骨之间外侧的"V"字狭长部分(图 13.32)。

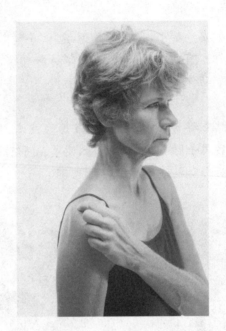

图 13.32   肩点 2

释放肩点 2 //

靠墙站立。手肘外举,与肩齐平,上臂与身躯成直角,用手肘支撑斜靠墙面(图 13.33 与图 13.34)。

感觉从肘部经上臂向肩部的轻微挤压。记住斜靠墙时,放松肩部和下颈部所有的肌肉。

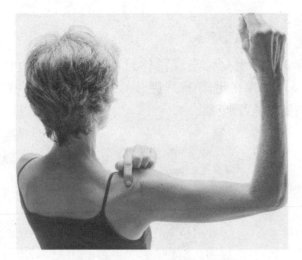

图 13.33　肩点 2 释放姿势：手臂成直角

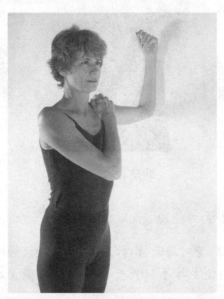

图 13.34　肘关节倚靠墙面向肩关节挤压

该释放姿势可以与第 1 肋骨释放姿势结合以达到最佳效果。

※ ※ ※

肩点 3

位置

肩点 3 实际上是位于肩胛骨上缘骨脊之下的一连串点位（图 13.35）。如果在此骨脊（肩胛骨的脊状隆起）之下有压痛，使用以下的姿势练习来释放。

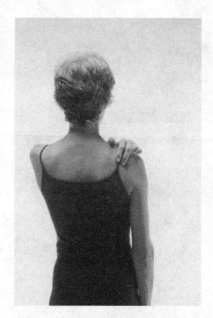

图 13.35　肩点 3

释放肩点 3：鸡翅

▶ 靠墙站立，背对墙面，向后屈肘（如鸡翅状），肘部支撑墙面。保持躯体直立，使支撑手肘产生向肩部的轻微挤压（图 13.36～图 13.37）。

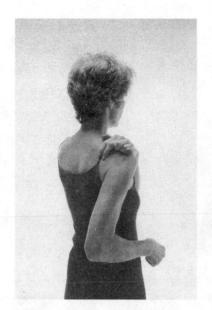

图 13.36 肩点 3 释放姿势:鸡翅

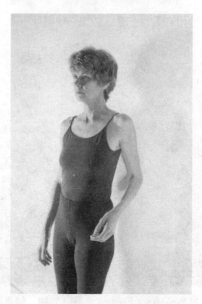

图 13.37 倚靠墙面向肩关节挤压

※ ※ ※

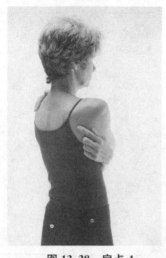

图 13.38　肩点 4

肩点 4

位置

肩点 4 的指示点位于肩胛骨中央。您可以用您的大拇指与示指放在肩骨下的"V"之下。这个指示点正好位于您拇指与示指的中点。您可以从上臂之下或之上向后来检查肩胛骨的这个中央点(图 13.38)。

释放肩点 4:火鸡翅 ///////////////

▶ 背靠墙站立,向后屈肘,稍微向侧面展开。注意在这个姿势中您的手肘轻微向外侧,而不是直接向后。我们把这个姿势称为"火鸡翅"以区别释放肩点 3 的"鸡翅"。手肘靠墙,稳定身躯,使肘部产生向肩关节的挤压力(图 13.39 和图 13.40)。

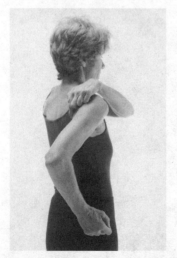

图 13.39　肩点 4 释放姿势:火鸡翅

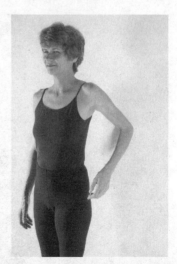

图 13.40　倚靠墙面向肩关节挤压

〰〰〰

肩点 5

位置

肩点 5 是另一串位于手臂或身体后位于腋窝褶皱两边的点位。腋窝后躯干与手臂组成的倒"V"两侧的任何压痛点都是肩点 5 的指示点,需要用以下的姿势来释放(图 13.41)。

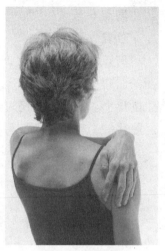

图 13.41　肩点 5

释放肩点 5:垂臂 ////////////////////////////

➤ 躺在床边或沙发边,手臂下垂接近地面。旋转手臂,使掌心朝向天花板。如果这个姿势很舒服,不会使您的肩部紧张,让您的手臂悬垂约 1 分钟,以彻底放松(图 13.42)。

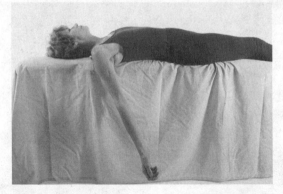

图 13.42　肩点 5 释放姿势:垂臂

如果这个姿势感觉不是特别舒服,放一把椅子,上面放一个枕头来支撑处于释放姿势的悬垂手臂。

缓慢而轻柔地将手臂收回体侧。

※ ※ ※

肩点 6

位置

肩点 6 位于臂侧肌肉群,大约在很短的短袖袖口位置,三角肌的肌腹中央(图 13.43)。此点对应手肘外举与身体成直角时产生的疼痛。在肩部受伤时,此点往往是清除疼痛的最后一个点也是最后一个动作。保持耐心,长期坚持做这个释放。

释放肩点 6 //

➤ 手臂靠近桌子坐下,屈肘放在桌上,掌心向上,指向面部。确保身体靠近手肘,倚靠手肘,获得施加给肩关节的压力(图 13.44)。

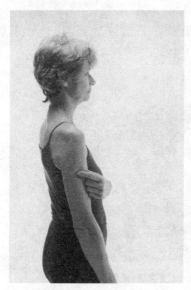 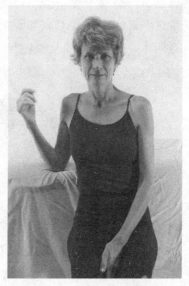

图 13.43 肩点 6   图 13.44   肩点 6 释放姿势。
倚靠肘关节向肩关节挤压

如果您用手指轻放在指示点上,您的指尖或许能感到轻微的搏动或软化。

》》》

肩点 7

位置

肩点 7 是另一组位于上臂前侧的几个点位，在肱骨上，靠近腋窝（图 13.45）。

释放肩点 7 ///////////////////////////////////

▶ 面对墙站立，用另一只手的大拇指轻柔地置于该指示点上，用手握住患侧手的上臂。在后者保持不动的情况下朝腋窝转动其肌肉和皮肤。

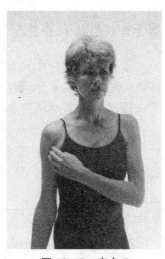

图 13.45 肩点 7

握住转动的肌肤，弯曲患侧手臂的肘关节，举到面前一个舒适的位置，转动手使其朝向您的脸（图 13.46）。

保持这个姿势，用患侧手臂的手肘靠墙，产生从手肘向肩关节的挤压力（图 13.47）。

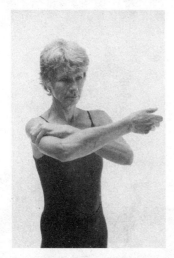

图 13.46 肩点 7 释放姿势

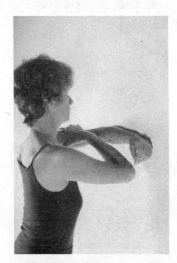

图 13.47 倚靠墙面向肩关节挤压

等张释放肩点 7：搭便车

对抗阻力运动是一种张力练习，平衡肌肉紧张程度，往往能迅速释放疼痛。等张运动对于释放该点疼痛也非常有效。有关等张练习的基本知识请参阅第一章。

我 24 岁的女儿曾一直受手臂酸痛困扰，请我给她治疗一个疗程。在我释放了她所有手臂和肩部点位后，她还是感到不舒服。我于是向她展示了这个等张练习来调节、增强和再平衡她运动范围内的所有肌肉。这个练习最终释放了她的疼痛。经常重复这个练习有助于再训练和强化肌肉使用的效果和功能。

▶ 这个等张运动的起始姿势与释放姿势一样：将另一只手的大拇指放在指示点上，握住酸痛上臂的上端，向腋窝转动肌肉。弯曲手肘，举起来到面前一个舒适位置，掌心朝向您的脸（图 13.48）。

用疼痛的手臂做一个"请求搭便车"的动作，手臂前伸，竖起大拇指，在身前像汽车挡风玻璃上的雨刮器一样来回晃动，同时另一只手握住晃动的上臂，维持一点点运动的阻力（图 13.49）。

让您的上臂克服另一只手的阻力，缓慢而平滑地转动（图 13.50 和图 13.51）。

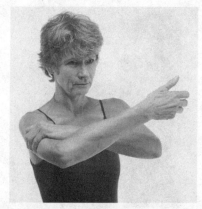

图 13.48　向肩点旋转上臂并把手举到面前

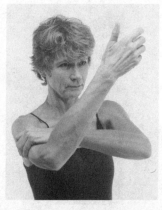

图 13.49　开始移动手臂，克服另一只手握的阻力

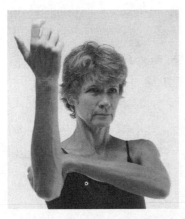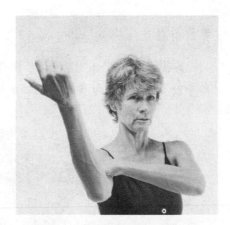

图 13.50 和图 13.51　大拇指在前引导手臂克服上臂紧握的阻力从面前挥过

图 13.48～图 13.51　肩点 7 的等张运动释放:搭便车

※ ※ ※

肩点 8

位 置

该位置的指示点位于肩关节的外缘,锁骨与肩胛骨相遇的凹口(图 13.52)。

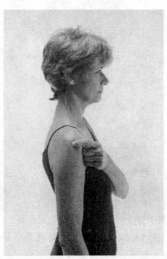

图 13.52　肩点 8

释放肩点 8 ///

▶ 站立,疼痛一侧靠墙,弯曲手肘,向外举起手臂高过肩部。用手肘支撑靠墙,向肩关节施加压力(图 13.53 和图 13.54)。

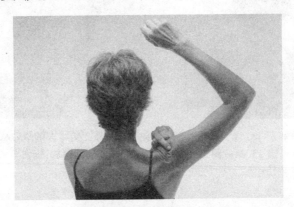

图 13.53　肩点 8 的释放姿势

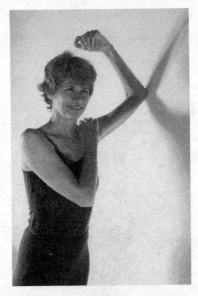

图 13.54　倚靠墙面向肩关节挤压

⫼⫼⫼

等长练习释放肩部

为了避免疼痛,身体往往通过约束和收缩周围的肌肉限制运动。对疼痛的恐惧又进一步强化这种约束。尽管静止不动可以暂时缓解疼痛,然而它也能造成补偿性紧张和约束模式,从而限制运动和最优功能。

在骨骼与身体自我矫治疗法中,我们用等长运动来刺激神经系统重建正常运动与功能。对抗阻力的等长运动可以唤醒并促使我们打破这种约束性模式。

接下来的几个练习有利于阻断对肩部放松和自然融合功能性运动的约束,对于释放冻结肩十分有效。

在使用等张和等长练习时,始终从最舒服的位置开始。从这个姿势,您将启动对抗阻力的运动,通过墙壁提供的阻力来打破紧张模式。在释放肩部疼痛时,您需要从前臂和手肘开始运动,而不是身躯。

在每次等长练习结束后,一定要一一完成您试图完成的动作,以便使肌肉感知到运动的完成。

背对墙,肘在侧

您可以同时用两个手肘做这个练习来唤醒身体对于直立姿势的记忆。这个方法对于老人而言特别有效。

▶ 背对墙站立,手肘在体侧弯曲,手朝前伸。

轻微用手肘向后面的墙推 10 秒钟,同时想象手肘穿越墙壁(图 13.55)。

朝前迈步,远离墙壁,释放阻

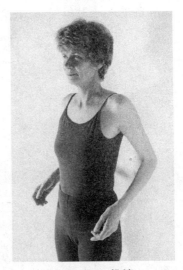

图 13.55　推墙

力,让手肘继续完成尝试的动作。这种放松的后续动作可帮您完成等长练习中预想完成的动作(图 13.56)。

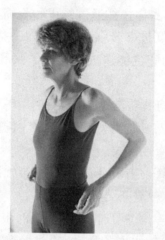

图 13.56 离开墙面,完成动作

侧对墙,肘在侧

➤ 侧对墙壁站立,手肘在体侧弯曲,手向前伸。

前臂和手肘推墙 10 秒钟,然后松开(图 13.57)。

离开墙壁,手肘向上侧举,完成刚才试图完成的动作(图 13.58)。

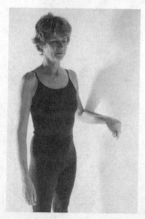

图 13.57 前臂推墙

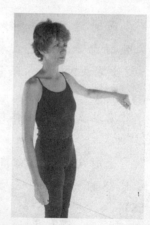

图 13.58 离开墙面,完成动作

侧对墙,肘在前与肩齐高

▶ 靠墙站立,手肘与肩齐平,前臂横于身前。

手肘与前臂背侧推墙壁 10 秒钟,想象手臂正轻松地穿越墙壁(图 13.59)。

10 秒钟后,离开墙壁,让手肘和手臂先朝刚才尝试的运动方向向后摆,然后再朝前摆(图 13.60)。

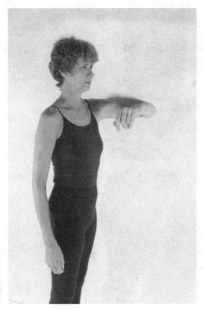

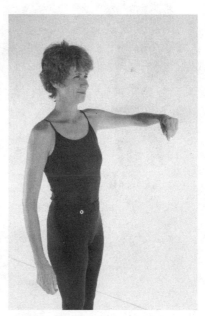

图 13.59 上臂推墙   图 13.60 离开墙面,前后甩肘关节

面对墙,肘在腰

▶ 面对墙壁,弯曲手肘,前臂置于体前腰际,掌心向下。

前臂背部推墙壁,想象手臂在身体前面从腰到面部画出的弧形(图 13.61)。

推 10 秒钟,然后松开。后退,离开墙壁,完成刚才想象的弧形动作(图 13.62)。

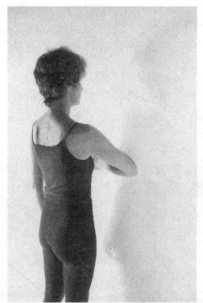 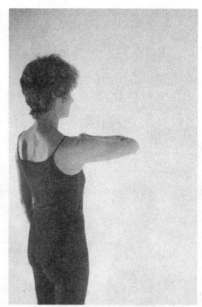

图 13.61　前臂推墙　　　图 13.62　离开墙面,完成动作

第十四章

臂、肘、腕、手

手臂和手可以用于肢体表达，伸展出去拿我们想要的东西，把东西拉近以便仔细观察，或者觉得不喜欢把东西推开。它们可以突然行动来保护或防御，也可以轻松地拥抱一个朋友。我们在与人交流过程中常常挥舞手臂，做出各种姿势，或者利用特定的手与手指运动来与聋哑人"交谈"。借助手上的触觉，我们可以进行发现、安慰、测量、描述等活动。对于盲人而言，手还可以用来阅读和引导方向。

肩、臂、肘、腕和手协同运动，具备大范围的可动性与灵活性。无论是大幅度复杂运动还是精细的运动技巧都需要肌肉与神经相互作用，相互协调。感觉和运动神经在脊髓与众多肌肉群之间来回传递神经冲动，从而使我们能完成各种不可思议的任务。我们可以快速准确地打字，也可以非常优雅和精准地协调高尔夫球的挥杆动作；我们可以准确地投掷一个球，也可以穿针引线。

一个区域的功能可以影响到另一个区域。例如肩部与颈部的肌肉紧张可以导致手与肘的疼痛。认识到脊椎、肩、臂、肘、腕和手之间的这些相互关系，有助于我们更好地体会将所有这些相关部位结合起来而不是单独处理的重要性。这样我们就能更有效地缓解和消除这些部位的紧张、疼痛与不适。

臂丛解剖结构

作为一个神经网络,臂丛起始于最后 4 块颈椎,穿越肩的前方以及锁骨下方,然后分支出去,分别延伸到臂和手的各处肌肉(图 14.1)。

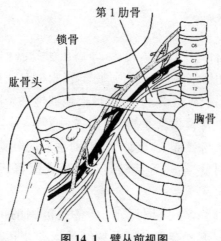

图 14.1 臂丛前视图

在臂丛路径上任何部位的紧张都将影响功能的有效性,导致运动障碍、手臂钝痛以及手指酸麻等各种不适感。与几个相邻区域交织的臂丛神经网络显示出颈、肩、肋骨、手臂、腕和手等部位的相互关联性。这就是为什么我们一定要处理好所有相邻区域,以便维持彼此之间的灵活性以及功能性。第 1 肋骨释放(见第十二章)就是很好的开始,因为它位于颈、肩和肋骨的关键交叉点上。

手臂释放姿势

无论是前指示点还是后指示点出现压痛都表明肩、臂和手部存在循环不良。如果手臂出现任何不适,可以进行下面的两个释放练习。一次释放一个点，轻柔地在释放点周围调整姿势，寻找舒适。

　　女性更年期常常出现臂、手、肩的疼痛症状，说明这些症状可能与内分泌系统有关。记住：如果有内分泌失衡，使用第三章介绍的旋转髋关节和骨盆释放练习。也可以参阅第二十章更多有关手臂神经痛的释放姿势。

前臂指示点释放姿势：十字牵拉

　　手臂压痛或循环不良的指示点位于上胸的外缘，手臂与躯干连接部位的正下方。这就意味着它们处于胸小肌与第3～第5肋骨相连的位置（图14.2与图14.3）。

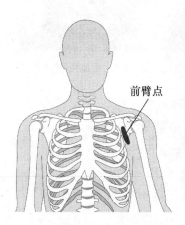 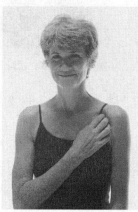 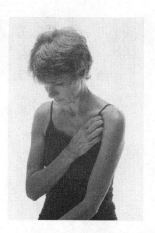

图 14.2　前臂点　　　　图 14.3　寻找前臂点　　　图 14.4　交叉臂释放

▶ 轻柔地握住患侧手肘上方，缓慢地将患侧手臂拉过身体前方，在指示点周围形成一个凹陷来缓解压痛。松开压力，维持手臂交叉的放松姿势。重新检查释放点（图14.4）。保持此姿势10～20秒。

后臂指示点释放姿势："我投降"//

手臂疼痛的后指示点位于肩胛骨上内缘,在第1~第3肋骨
位置(图14.5和图14.6)。

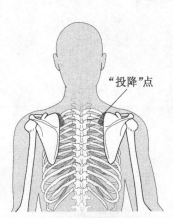

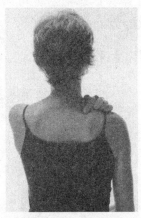

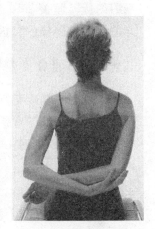

图14.5 "投降"点　　　图14.6 找到"投降"点　　　图14.7 肩胛骨释放姿势

▶ 患侧手臂置于身后,弯曲该侧手肘。另一只手也转到身
后,轻轻地抓住患侧手臂的手腕,轻柔地将患侧手肘拉过身
体,拉向非患侧。没有必要"喊叔叔"("cry uncle"在英语口语
里表示投降或服输),但想象一个人放弃挣扎时的动作或者前
肩点的释放动作已经证明十分有用。维持这个姿势10~30秒
(图14.7)。

注意:

对于难以释放的臂痛,您可能需要使用颈、上背、第1肋骨以
及肩、臂、肘、腕等部位的释放姿势。

上臂的紧张与疼痛通常可以用肩释放姿势与练习加以缓解,
尤其是肩点6释放以及肩点7的"搭便车"等张运动。第二十章里
也有手臂释放的介绍。

肘

　　因为它是位于腕与肩中间的关节,肘关节承受着特定类型的压力。正如膝关节调节从脚踝到髋关节的腿部运动,肘关节也是肩与腕之间紧张的调谐器。记得:在处理肘关节时不要忘了它的邻居们:从释放肩和腕开始,然后再释放手肘。对于"网球肘"而言,这一点尤为重要。

　　手肘释放的等张运动对于有效平衡前臂肌肉张力以及缓解手肘不适与疼痛十分重要。

肘的解剖结构

　　肘关节是一个像铰链一样的关节,由上臂的肱骨、前臂的尺骨与桡骨组合形成。桡骨在前臂内位于大拇指一侧,而尺骨则位于小指一侧。肘关节的强健韧带包裹住桡骨头,该韧带与尺骨桡骨之间的骨间膜一起协助前臂的旋转运动,使桡骨可以转到尺骨的上方,从而使手掌朝上翻转(图 14.8)。

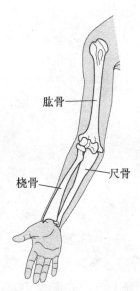

图 14.8　肘关节解剖结构

手肘的姿势释放以及等长运动练习

屈伸运动释放

　　这个练习有时也称为"从您所在位置开始并挤压"。我有一次被叫到一位因车祸而入院的朋友的病床边。她当时处于一种所谓的"觉醒昏迷"状态:人坐立,双眼睁开,但似乎对周围事物没有反应。她的四肢收缩得很紧。于是我握住她的手,开始从她的手向她的手腕施加挤压。护士走进来给她量血压,因为我朋友的肌肉挛缩得很厉害,护士费了很大力气都没法弄直她的手肘。我向护士建议不要直接对抗肌肉挛缩,而是沿着骨头从手腕向肘关节挤压。护士按我的建议去做,结果我朋友的肘关节一下就伸展开了。护士惊讶地看着我,我向她保证她用这个方法对任何肌肉挛缩的病人都有效。

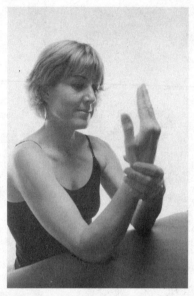

图 14.9　增加腕关节向肘关节挤压

在面对肌肉紧张时,记住该技术的简单作用原理往往能起到神奇的效果。

▶ 首先,检查手肘是否能轻松和完全屈曲或伸展。

如果屈曲或伸展遇到阻力,从您感觉舒服的位置开始释放肘关节。

将弯曲的手肘以舒服的姿势放在桌子上。用另一只手握住第一只手的手腕,轻柔地朝下向肘关节压迫前臂来产生挤压作用达 10～30 秒(图 14.9)。

等长运动促进运动度

等长运动有助于进一步增加活动范围。您可以在一天之中每隔一二小时重复一遍这里介绍的等长运动,用来柔和地唤醒身体进行更强程度运动的潜能。

记住:身体一次只能接受少量的改变。不要用力太猛,也不要追求巨大的变化。缓慢而持久的练习往往带来更好的效果,因为它给身体留出时间,以身体自己的节奏吸收改变。有时候看起来我们只不过在撒鹅卵石,但到了某一点上,身体就会自然而然地将这些鹅卵石排成一条小径。

等长运动促进弯曲(屈曲)

　　▶ 与上面练习一样,将手肘搁在桌子上,弯曲手肘直到开始感到不适或困难。在试图进一步屈肘的同时,用另一只手向手腕内侧施加轻微阻力。施加阻力的手只是阻碍运动但不会彻底压倒或克服另一只手的屈肘运动。施加与屈肘运动力量相当的阻力其效果最好。

　　一定要在视觉上想象您的手臂在朝预定的方向运动。

　　保持轻微的阻力 10 秒钟,然后松开阻力,让屈肘运动完成。通过另一只手的帮助来缓慢而被动地完成患侧手臂的屈曲与伸展,检查手肘的屈曲能力是否有所增强,观察肘关节活动度是否有所增加(图 14.10 与图 14.11)。

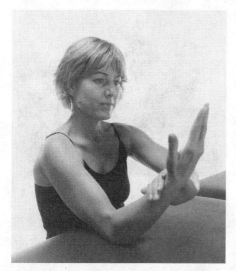

图 14.10　尝试进一步屈肘时施加阻力

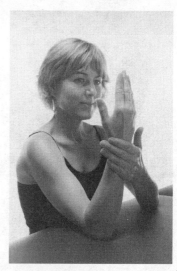

图 14.11　被动移动手臂完成预期动作

等长运动促进伸展(伸直)//

➤ 如果手肘抗拒完全伸展,弯曲到舒适位置,把手肘放在桌上。用另一只手在手腕背部施加轻微的阻力,同时试图伸直手臂。施加阻力的手阻碍运动但并不压倒或克服患侧手臂既定的运动。施加的阻力与伸展运动力量相当则效果最好(图14.12)。

一定要想象您患侧手臂在完成预定的运动。

保持轻微的阻力10秒钟,然后松开阻力,完成伸展运动。检查手肘的伸展能力是否有所增强(图14.13)。

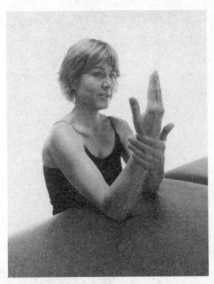 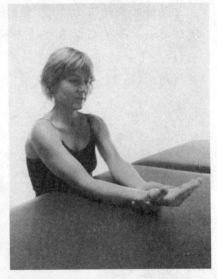

图 14.12 尝试伸直手臂时施加阻力　　图 14.13 被动移动手臂完成预期动作

肘关节压痛点

您可能在构成肘关节的肱骨与尺骨和桡骨头部周围发现酸痛或者压痛点。检查紧挨肘关节上方手臂两侧、肘关节下方肱骨头和尺骨桡骨头位置的压痛点(图14.14~图14.16)。

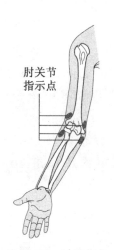

图 14.14 肘关节点

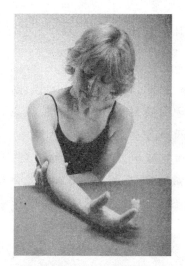

图 14.15 检查肘关节点
上方的压痛

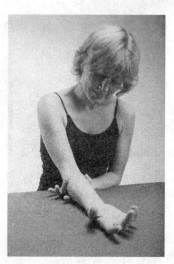

图 14.16 检查肘关节点下方的压痛

　　您也可以检查肱骨、尺骨与桡骨之间的肌肉组织是否存在压痛或紧张。

释放肘关节压痛点 ///

一次关注一个压痛点。

➤ 屈肘,将肘关节放在桌上,手悬在空中。用另一只手朝一个方向旋转前臂,检查压痛点,然后再朝另一个方向旋转,比较两个方向的压痛。

朝能减轻压痛点疼痛的无论哪个方向旋转前臂,然后将前臂朝肘关节挤压。维持这个姿势和挤压作用10～30秒(图14.17～图14.19)。

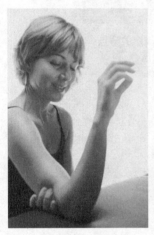 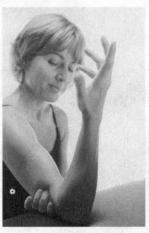 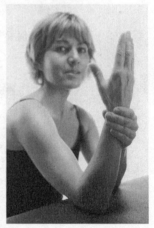

图 14.17　旋转腕关节然后检查压痛点 | 图 14.18　向相反方向旋转腕关节再检查压痛点 | 图 14.19　向压痛更轻方向旋转腕关节,从腕关节向肘关节施加挤压

释放压痛指示点的等长与等张运动 ///

通常,等长或等张运动练习是释放肘关节疼痛以及前臂尺骨与桡骨之间紧张较为有效的方法,尤其是当紧张和压痛是由失衡的肌肉张力引起时,等张运动的作用最显著。

➤ 如上一个练习一样,将前臂旋转到能降低指示点压痛的位置(图 14.20)。用另一只手握住手腕或前臂并提供轻微的阻力,同时患侧前臂试图通过旋转摆脱刚才的位置(图 14.21)。

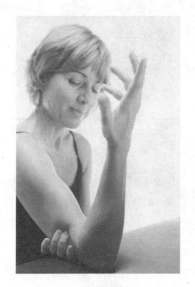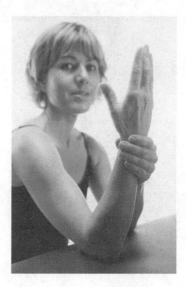

图 14.20　旋转腕关节　　　　　图 14.21　施加阻力让
　　　然后检查压痛点　　　　　　腕关节轻微缓慢旋转

如果您选择等长运动,则施加与旋转手臂力量相当的足够的阻力,从而使手臂一点也无法旋转。如果您选择等张运动,施加的阻力能允许手臂在您握住的手中缓慢旋转。等长运动(没有旋转)通常增加舒适和活动度,而等张运动(允许旋转)则帮助缓解紧张,调和前臂的肌肉张力。对施加阻力的大小要特别敏感。不要超越旋转的力量。您只想肌肉发挥功能而不希望它们过度劳累。

在维持阻力7～10秒钟后,松开阻力,让旋转动作继续以至完成(图14.22和图14.23)。尝试3种类型的释放,即挤压作用、等长运动和等张运动,看看哪一种类型的释放能最大程度缓解压痛。

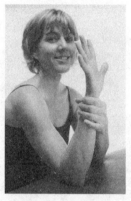 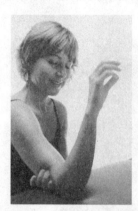

图14.22　完成预期动作　　　图14.23　再检查压痛点

腕和手的解剖结构

腕关节是由前臂内靠近大拇指一侧的桡骨和靠近小指一侧的尺骨以及与手上两排8块掌骨中的第1排组合而成。腕关节可以做屈伸运动(挥手再见)、外展内收运动(分别向大拇指和小指方向的侧方运动),以及环形旋转腕和手(图14.24)。

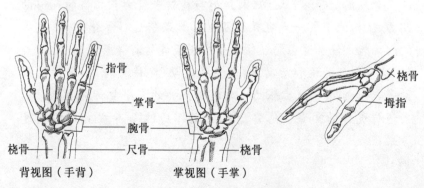

指骨　掌骨　腕骨
桡骨　尺骨　桡骨
背视图(手背)　掌视图(手掌)
桡骨　拇指

图14.24　腕关节和手的解剖结构

腕关节释放姿势

　　腕关节和手指可能因为受伤或使用过度而出现扭伤或劳累，如果有关节炎，它们也会变得僵硬和酸痛。下面介绍的姿势释放技术可以减少这些区域的炎症、疼痛和压痛。

　　下面所有的释放姿势都需要从手向后挤压腕关节。记住：在进行检查、姿势运动和挤压时一定要缓慢和轻柔。

屈曲或伸直

　　▶ 先向下俯屈腕关节，让手掌心向腕关节蜷曲。然后腕关节朝上伸直，使手背向前臂运动。感觉哪个动作更舒服。用另一只手将这只手导入最舒服的位置，轻柔地从手向腕关节方向挤压。保持挤压作用 10 秒（图 14.25～图 14.27）。

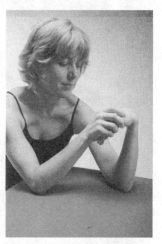

图 14.25　腕关节屈曲

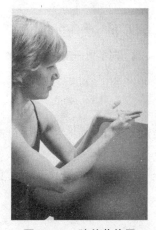

图 14.26　腕关节伸展

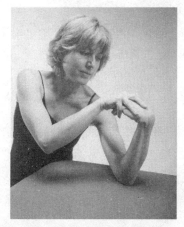

图 14.27　从平衡的位置向腕关节挤压

侧屈 ///

➤ 侧屈腕关节,让大拇指与腕关节靠近,然后向相反方向屈腕关节,让腕关节与小指靠近(就像老式的钟摆)。感觉哪个方向更舒服。用您的另一只手来引导这只手进入最舒服的位置,轻柔地从手向腕关节挤压(图14.28和图14.29)。保持10秒钟。

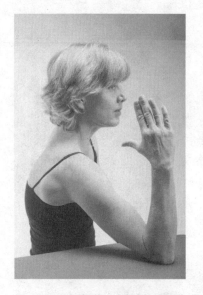 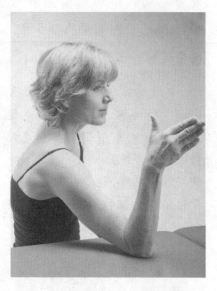

图14.28 向拇指一侧侧弯腕关节   图14.29 向小指一侧侧弯腕关节

转腕 ///

➤ 将肘关节放到身前的桌上。旋转腕关节,先将掌心转向面部,然后使掌心远离面部。注意您感觉最舒服的旋转方向。再旋转腕关节到最舒服的位置,轻柔地握住手,从手向腕关节施加挤压作用(图14.30~图14.32)。保持10秒钟。

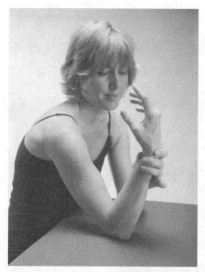

图 14.30　向面部旋转手掌

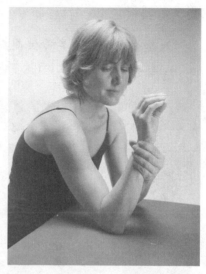

图 14.31　旋转手掌远离面部

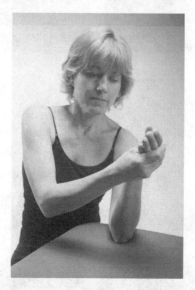

图 14.32　以偏好的姿势向腕关节挤压

腕关节圆周运动 ///

➤ 缓慢地旋转腕关节做圆周运动,运动过程中感觉紧张、疼痛、不适、毛刺或阻力位置(图 14.33～图 14.39)。

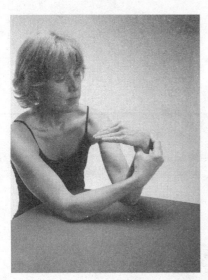 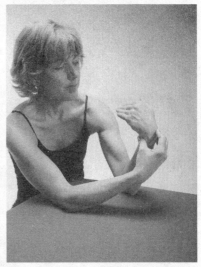

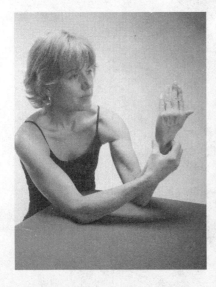 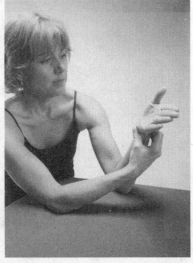

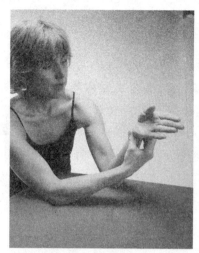 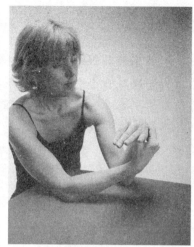

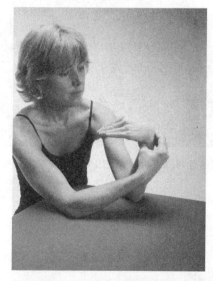 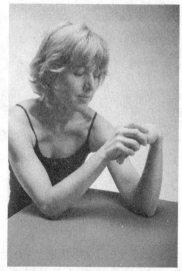

图 14.33～图 14.39　圆形旋转腕关节　　图 14.40　在阻碍前挤压腕关节

　　然后将腕关节直接移动到毛刺、不适或阻碍位置在圆周上的相对位置。您也可以将腕关节旋转到刚好在紧张出现的前面位置。

　　用您的另一只手，轻柔地将手向腕关节挤压（图 14.40）。维持挤压作用 10 秒钟。

手镯点

▶ 轻柔地压腕关节周围区域,包括腕骨头,感觉压痛点与紧张。当您发现一个压痛部位,轻柔地在压痛点左右蜷曲手,以便减轻那里的疼痛。这种蜷曲可能包括轻微地旋转手以达到恰好适合您的角度。从手向腕关节增加柔和的挤压作用10秒钟,然后放开,回到原先位置(图14.41~图14.43)。

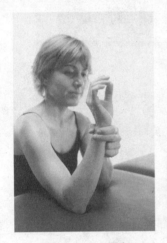 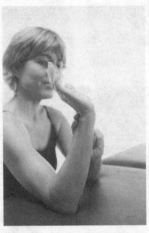 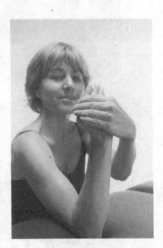

图 14.41　手镯点　　　　图 14.42　围绕压痛点弯曲　　　图 14.43　向腕关节挤压

手

手的结构使其既精巧灵活,又强壮而敏感。它能完成抓、握、推、拉以及其他各种十分精细的动作。

我曾经用整整一小时的课程专门讲述小提琴手和其他音乐家的手指和手。一位拉小提琴的女性双手患上了关节炎。下面介绍的这些针对每根手指、每个关节的旋转和挤压练习帮助她释放了手部的疼痛和僵硬,改善了她手部的灵活性与敏捷性。

手上有8块细小的腕骨,5块将腕骨与手指相连、被称为掌骨的长骨,以及各根手指加在一起的14块指骨(图14.44)。

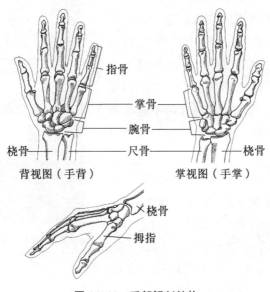

图14.44　手部解剖结构

手与手指的释放

手上的很多关节都可能出现紧张或扭力。您可以通过达到最大舒适的姿势法和增加挤压作用来释放每一个关节。

花点时间来彻底探索并确定不适区域两块骨头之间的位置关系。这样的研究可以使您感觉到紧锁的方向,然后向这个区域施加挤压来轻微地缩短紧张的肌肉,从而消除该区域的内在紧张。这可能需要把两块掌骨挤压得更近一些,或者将一根手指朝后经指节向手挤压。积极寻找能缩短紧张肌肉并实现疼痛缓解的位置。

找到位置后,向该区域持续施加挤压10～30秒钟,然后松开压力,缓慢而柔和地从挤压方向退出,然后伸展手和手指。

检查手的灵活性和压痛点

▶ 用一只手握住另一只手，用大拇指的指肚轻柔地触摸和按摩被握住手的掌心（图 14.45）。您感觉到什么？您是否感觉到骨与骨之间的运动？这些骨骼之间是否存在僵硬的空间或紧张的部位？被握住的手能弯曲和具有弹性吗？您感受到任何压痛点了吗？

如果您发现了一个压痛点，在压痛点周围弯曲手，轻柔地挤压掌心，使大拇指向小指靠近（图 14.46）。维持挤压姿势 10～30 秒，然后释放挤压。

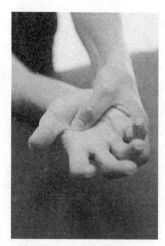

图 14.45　探索压痛点

再次触按，看看是否感觉到任何变化（图 14.47）。您可能需要尝试从不同角度进行挤压（图 14.48）。

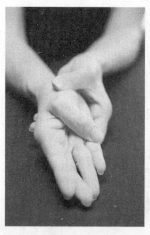

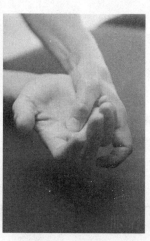

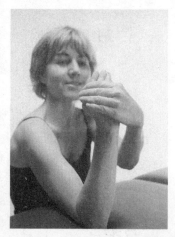

图 14.46　挤手掌　　　**图 14.47　检查压痛点**　　　**图 14.48　围绕压痛点弯曲并挤压**

检查并促进手指的活动度

➤ 检查手指伸直和向掌心屈曲的能力。

您可以同时把所有手指作为一个整体来处理,也可以一次处理一根手指。要化解指关节中的紧张或疼痛,只需弯曲手指到舒服极限,然后轻柔地从手指末端向关节挤压(图 14.49)。如果指关节在增加一点旋转时感觉更舒服,那就在俯屈的基础上增加一点旋转后再施加挤压(图 14.50)。保持挤压作用 10～20 秒,然后松开,左右运动手指,看看活动度是否有所增加。

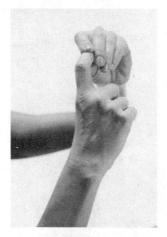

图 14.49　向屈曲的指点挤压

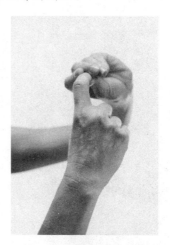

图 14.50　扭转并向关节挤压

如果所有的手指都更喜欢俯屈,就让它们俯屈得更厉害一点。用您的另一只手紧握并挤压这些俯屈的手指,保持 10～20 秒,然后松开(图 14.51)。重新检查,被动地运动手指看看它们的活动度是否得到提高。

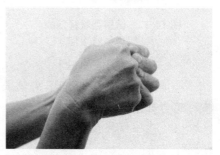

图 14.51　紧握弯曲的手指

有一种疾病叫做迪皮特朗挛缩症（Dupuytren's Contractures）①，患者手指屈曲，手掌收缩僵硬。对于这种情况可以使用第二十章里介绍的帕克（Parker）反射释放。

如果您的一根或多根手指始终弯曲，您可以利用等长运动来促使其伸直。握住这根处于最舒服弯曲姿势的手指，同时试图克服您施加的轻柔阻力尽量伸直手指。保持这个动作7~10秒，然后释放阻力。等长运动练习后，轻轻地抽出手指，完成手指刚才试图完成的动作（图14.52和图14.53）。

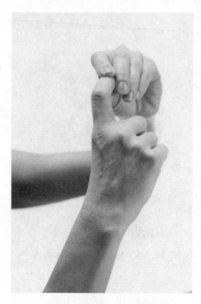 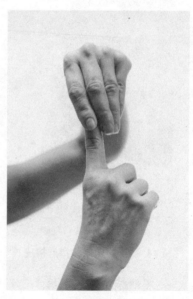

图14.52　试图克服轻微的　　　　图14.53　等长运动后轻柔地
　　　　　　阻力伸直手指　　　　　　　　　　　牵拉手指

记住：在施加阻力时，不要使关节过度用力，只是提供一个足够的阻力让手指来对抗。

释放手指

▶ 如果手指无法舒适地弯曲,将指骨向距离最近的屈曲关节挤压。如果该手指还有旋转偏好,在挤压之外增加此旋转(图14.54)。有时关节一侧的骨想要向一个方向旋转,而关节另一侧的骨则更容易向另一个方向旋转。一定要检查每一关节的旋转偏好。您越能准确鉴定这些偏好和紧锁角度,您就越能成功释放这些关节周围的细微紧锁模式。

如果手指能部分屈曲,但不能弯曲进掌心,那么先弯曲到舒服位置,然后向距离最近的关节施加挤压(图14.55)。

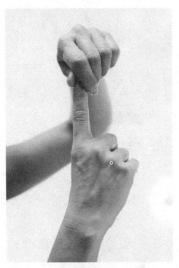

图 14.54 旋转并向不能弯曲的手指的关节挤压

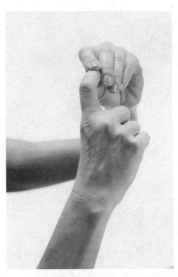

图 14.55 旋转并向轻微弯曲的关节挤压

在手指的每一关节重复上面的动作。挤压之后,通过轻柔地将手指向掌心运动然后再以伸展的方式来促进更大程度的屈曲。

您也可以尝试等长运动。用另一只手握住处于伸直姿势的

手指,阻止手指意图屈曲的动作7~10秒。释放阻力后,引导手指
完成刚才意图完成的屈曲动作,这样可以促进该手指更好地屈曲
(图14.56和图14.57)。记住:在保持阻力的同时一定要想象手
指已经发生了屈曲。

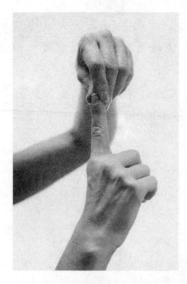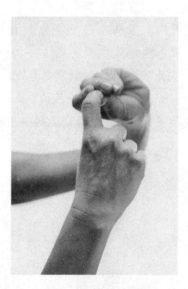

图 14.56　试图克服轻微的　　　图 14.57　等长运动后轻柔地
　　阻力弯曲手指　　　　　　　　　鼓励手指弯曲

旋转手指和拇指

▶ 朝最舒服的位置旋转或扭曲每一块骨,然后将该骨向最
近的关节挤压回去,这个方法可以释放单独的手指和关节
(图14.58和图14.59)。有时关节一侧的骨想朝一个方向转动,
而位于关节另一侧的相邻的骨朝相反方向转动时感觉更舒服。
只需要单独处理每个关节,向偏好的方向旋转并向关节挤压。维
持挤压10~30秒后松开(图14.60~图14.62)。

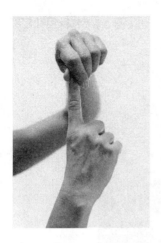 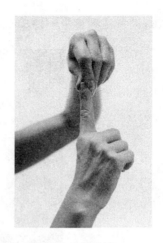

图 14.58 和图 14.59　旋转并向偏好的方向挤压

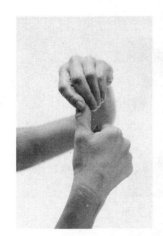 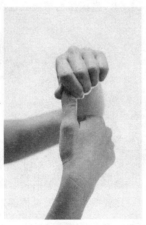 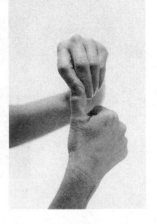

图 14.60 和图 14.61　旋转拇指　　　　图 14.62　向偏好方向旋转
　　　　　　　　　　　　　　　　　　并向轻微弯曲的关节挤压

释放大拇指基底部

▶ 检查大拇指基底有无酸痛或压痛点(图 14.63)。缓慢地旋
转大拇指,将其移向或移离掌心,直到您找到一个压痛减轻的位
置。然后轻柔地抓住大拇指,经过拇指中的关节向拇指基底和腕关

节挤压,保持这种姿势和挤压10～30秒(图14.64和图14.65)。

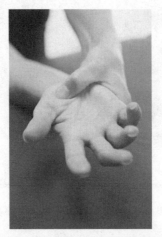

图 14.63　在拇指根部找到压痛点

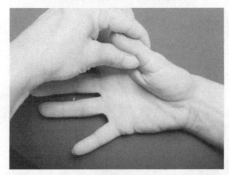

图 14.64　旋转拇指并向拇指根部方向挤压

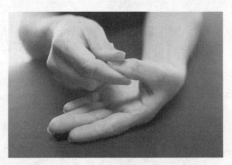

图 14.65　旋转拇指并向关节挤压

第十五章

颈　　部

颈部可以被看作人体的"控制塔",因为它是沟通大脑与身体其余部位的桥梁。我们都想创造更加美好的人生,结果常常让我们的颈部处于紧张状态。当我们遇到难以应付的情况时,我们可能会花更大的精力试图重新获得掌控,结果却因为过分努力而搞得颈部僵硬、紧张和疼痛。

如果您觉得疲于应付,稍微轻松一下,给颈部和身体其他部位打个招呼,获得舒服,对自己的能力有一个实际的认识,并且重新评估您优先要做的事。

更好的办法是,在您被疲劳击倒之前,先释放您的颈部。

解剖结构

颈部是由从颅底延伸到肩顶(胸椎起始位置)的 7 块颈椎构成。健康状态下,这些颈椎形成一个轻微朝前的弧线(图 15.1)。颈部里面的大小肌肉群使颈部既灵活,又有弹性,为头部提供平衡的支撑。颈部可以做俯屈、伸展、旋转(例如表示"不"的左右转动姿势)以及侧向弯曲(耳朵靠近肩)等运动。

头的重量大约为 5 公斤(11 磅),任何颈部错位都可能导致颈部肌肉紧绷来支撑头部。释放颈部紧张可以重建和维持其功能性对正,增强颈部活动度以及血液循环。

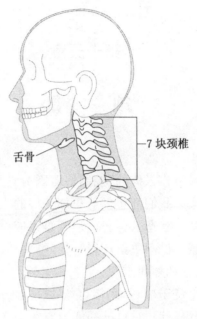

舌骨

7 块颈椎

图 15.1 颈的解剖结构

颈部一般释放姿势

▶ 要缓解颈部紧张与疼痛,我们需要寻找一个最接近身体目前所处紧张模式的释放和放松姿势。通过缩短紧绷肌肉的位置,为身体提供一个释放的机会。例如,如果颈部前面僵硬、右面酸痛,那么头部可能曾被向前拉和轻微向后旋。要释放这种紧张模式,需要用一只枕头支撑颈部的后面和头部,让下巴离胸部更近。缓慢地将颈部轻微右转,从而帮助松弛紧张的肌肉组织(图 15.2)。

对于颈部两侧的压痛点,可能只需要结合能松弛压痛点周围区域的旋转与侧曲,就可以软化和释放紧张区域(图 15.3)。

在探索过程中,保持动作缓慢,您就能精细地调整压痛点周围的位置,在紧张与酸痛区域周围产生最大程度的软化。当一个

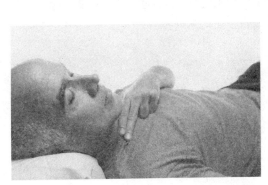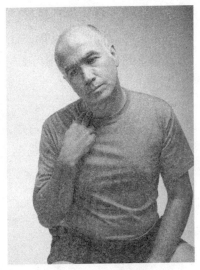

图 15.2 和图 15.3 向压痛点旋转并侧弯头部

压痛点的压痛感消失了，那您就到达了最佳位置。您可能会感觉到触摸上去的肌肤变得更软，或者感觉到该区域恢复血液循环时的轻微搏动。

如果您颈部有多处压痛或紧张点，每次处理一个点，从中部的压痛点开始，然后处理下面的，最后处理上面的。同时记住释放周围的第 1 肋骨点和肩点的重要性。

利用活动度偏好的一般释放

在检查旋转与侧曲偏好时，动作缓慢特别重要。它给神经系统一个释放和再校准的机会，同时您也有机会来观察和确认您的舒适程度。如果您动作太快，很可能您会错过释放的最佳姿势与位置。

下面的每个释放练习都可以坐着、站着或躺着做。在急性紧张与疼痛的情况下，练习时仰卧，使颈部不用承受头部的重量，同时使颈部本身得到更好的支撑。如果您仰卧,从与床或地板接触的头部后面开始旋转。让头缓慢地左右滚动,感觉头后部与您所躺着的物体表面相接触。

滚头(旋转颈部)

➤ 仰躺,感觉头与床或地板的接触,缓慢将头向右滚动,然后回到正中,接着缓慢地朝左滚动,再回到正中。注意感觉更舒服或者运动更轻松的方向(图 15.4～图 15.6)。

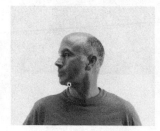 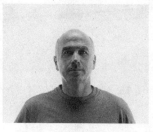 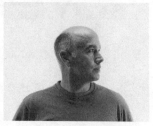

图 15.4　向右旋转颈部　　　图 15.5　向后转回中央　　　图 15.6　向左旋转颈部

向更舒服的方向旋转,保持该姿势 10～30 秒,然后回到正中。再次检查相反方向是否出现活动度与舒适度增强。

低耳(颈部侧曲)

➤ 缓慢地让耳朵朝侧面向肩头低下去。感觉这个动作过程中是否出现阻力与不适。头回到正中,让另一侧的耳朵向那一侧的肩头低下。感觉哪个方向的颈部侧曲更舒服,更轻松(图 15.7～图 15.9)。

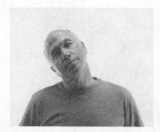 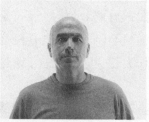 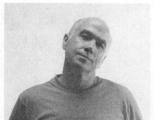

图 15.7～图 15.9　耳朵垂向肩部

现在移动到刚才感觉舒服的确切位置。您可以用您的手在这个位置支撑颈部10～30秒,让紧张得到放松。

回到中央,再次检查,看看是否活动度变得更为平衡,舒适度更高。

鼻子圆周运动

➤ 坐下或站立,缓慢轻柔地让您的鼻子坠向胸前。从这个位置轻柔地将鼻子转向肩部,然后缓慢地沿圆周方向朝上指向天花板,然后朝下转向另一侧的肩膀,最后向下回到胸前(图15.10～图15.18)。

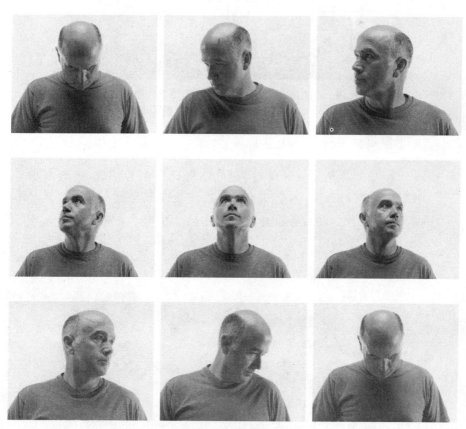

图15.10～图15.18 鼻子圆周运动检查紧张区域

在您用鼻子画圆的过程中,感觉运动受限或不舒服的位置。很多时候,运动在圆周的一侧会感觉受限,而另一侧则会感觉更松弛,更灵活。轻柔地移动鼻子至颈部感觉最舒服的位置,保持这个舒服姿势 10～30 秒(图 15.19 和图 15.20)。然后再缓慢地用鼻子画圆,看看是否出现任何变化或释放。

一定要从两个不同方向做鼻子圆周运动。

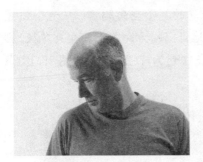

图 15.19 不适部位

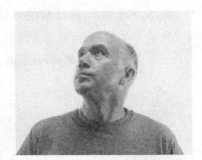

图 15.20 在不适或紧张位置
的圆周对面释放姿势

鼻子圆周运动的另一个舒适位置

▶ 在做鼻子圆周运动时,如果您遇到限制后不适,回到刚出现限制之前的位置,感受哪里最舒服。让颈部在这个舒服位置停留 10～30 秒。然后再检查看看刚才的受限部位是否更加活动自如(图 15.21 和图 15.22)。

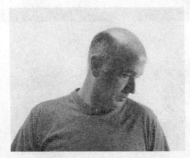

图 15.21 不适位置

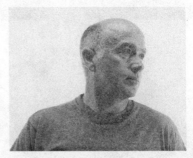

图 15.22 释放位置
(就在不适或紧张位置之前)

颈后紧张

▶ 如果您感觉颈后出现紧张或压痛点，轻轻地放一根手指在紧张点来加以监测。将颈部朝上向天花板伸展，直到您感觉到监控手指下面的组织开始变软（图 15.23 与图 15.24）。

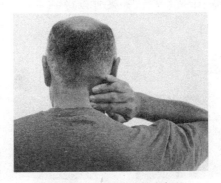

图 15.23 找到颈后紧张部位

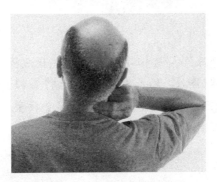

图 15.24 颈后紧张的释放姿势

放松颈部肌肉，维持这个姿势 30～60 秒。如果您躺着做这个练习，您可以用一只枕头来支持伸展的颈部，以获得更大程度的放松。

您可以利用这个姿势来释放第 1 颈椎与颅底相连的部位。您也可以尝试第十六章"头面部的一般释放"一节的"网球释放"来释放颅底。

颈部侧面

如果您感觉颈部侧面存在紧张与压痛点,将中指放在紧张点起监测作用。缓慢而轻柔地向紧张一侧旋转并侧曲,直到紧张点松弛或者开始搏动(图 15.25 和图 15.26)。

维持该姿势 10～30 秒。如果可以进一步放松紧张,您可以延长这些姿势的维持时间。

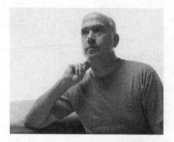 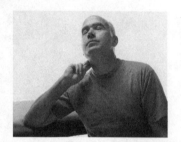

图 15.25 找到颈侧紧张部位　　图 15.26 颈侧压痛点的释放姿势

颈部下面

▶ 如果颈部底部与肩相连的部位出现压痛点,先将头朝酸痛点相反方向旋转(图 15.27),然后缓慢地将头转回中线。在此过程中只要您感觉到一个软化点,就停在那个位置。保持这个释放姿势 10～20 秒(图 15.28)。

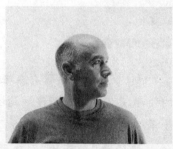 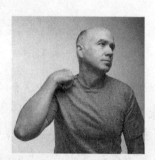

图 15.27 转头远离颈底压痛点　　图 15.28 转头回到中线,
　　　　　　　　　　　　　　　　　　压痛点松弛时停止

颈部前面

➤ 如果您在颈部正面感觉到紧张、收缩或压痛点，头向前俯屈，同时结合一定程度的侧曲和旋转，从而软化压痛点周围，直到那里开始搏动或松弛。维持这个舒服姿势 10～30 秒。如果您仰躺做这个动作，垫一只枕头支撑头部俯屈。

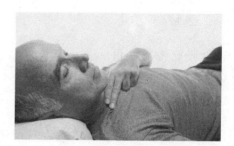

图 15.29　颈前释放姿势

治疗急性颈部扭伤

如果颈部开始迅速朝一个方向运动，然后突然转向另一个方向，往往会导致急性颈部扭伤。在此过程中，椎间盘之间的小肌肉（内在肌）拉紧，以避免椎间盘和脊髓损伤。然而有时在损伤结束之后，这些小肌肉还在拼命地绷紧，以至于阻碍了灵活性的自然恢复。

急性颈部扭伤的释放往往要与常规颈部紧张模式释放相反。例如，在急性颈部扭伤中，如果颈部的右侧感觉僵硬与紧张，您可能需要朝左侧弯曲（旋转加侧曲）来加以释放（图 15.30 和图 15.31）。如果紧张位于颈后，伸直原先处于自然前曲的颈椎，然后您可能需要向胸前俯屈头部来释放颈部。

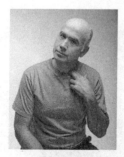

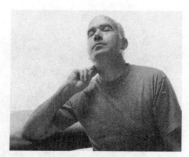

图 15.30　找到颈部扭伤紧张部位　　图 15.31　颈部扭伤紧张相反位置的释放点

　　记住要缓慢探寻最舒服的位置。监测紧张点的软化和组织的松弛。缓慢柔和的动作使您避免激活所有可能干扰释放的反应性防御模式。

释放颈部创伤 ///

　　紧锁在颈部细小的内在肌之内的防御模式有时需要更为精细的处理方法。我在遭受摩托车事故后,我的颈部对任何突然的运动都极为敏感。我通过精细运动与冥想的结合成功地降低了颈部的敏感性。

　　如果您的颈部很敏感或者容易反应过度,使用下面这个练习。在您觉得很放松,也没有其他事情来打搅您的日子里练习这个动作。

　　▶ 开始时仰躺,排除杂念,静静地休息几分钟。然后缓慢地让您的颈部朝一侧转动 0.3～0.6 厘米(1/8～1/4 英寸)。休息几分钟,让您全身彻底放松、思想自由驰骋。

　　如此想入非非之后,让您的颈部继续转动 0.3～0.6 厘米。像刚才一样,彻底放松全身,排除杂念。这样做的目的是让颈部以及任何紧张反射在颈部旋转的每一个角度得到释放(图 15.32～图 15.34)。

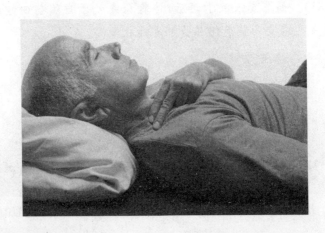

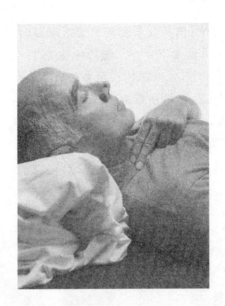

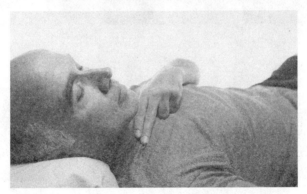

图 15.32～图 15.34　颈部创伤的递增旋转释放

要完全释放颈部的创伤模式可能需要不止一次自我护理疗程。给自己留出每一次释放所需的所有时间。

释放颈部的画笔运动练习

这又是一个从格尔达·亚历山大的均衡张力疗法①课上学来的运动练习，它对颈部紧张的释放特别有效。您可能开始觉得有点可笑或者难为情,但其效果会给您留下深刻的印象。

　　▶ 舒服地站立或坐下。想象您的耳朵里有一支画笔或记分笔。缓慢地开始舒适动作,就好像您在用自己的耳朵在空中作画一样。

　　让您身体的其余部分跟随着耳朵运动,在此过程中保持处于舒适范围内,就这样在空气中绘制您的大作2~3分钟(图15.35~图15.43)。然后比较颈部两边的感觉。将您假想的画笔换到另一只耳朵,重复刚才的过程。

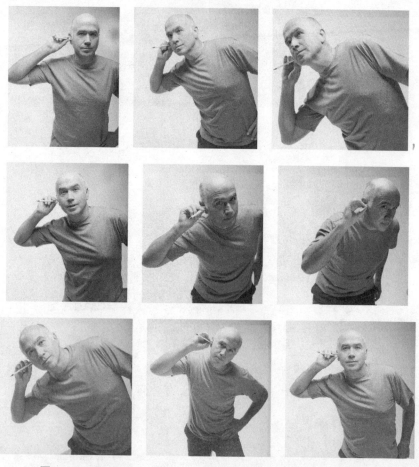

图15.35~图15.43　用想象中耳朵里的画笔画画来释放颈部紧张

第十六章

头、面、眼、耳、颌

有时我们对于头部出现的紧张与疼痛感到束手无策。这里介绍的针对脸部、鼻子、耳朵和头的非常柔和的运动将帮助我们观察哪些具体的运动能使我们释放紧张、创造舒适,引导放松。

头部疼痛可能是由身体其他部位的紧张和压力引起的。要有效减轻反复发作的头部疼痛,我们需要释放颈部、肩、第1肋骨以及脊柱等部位的紧张模式。

头面部的一般释放

释放紧张

▶ 指尖放在脸上或头上。缓慢轻柔地检查皮肤偏好的运动方向,让指尖跟随皮肤组织偏好的方向运动。

头面部皮肤的运动方向偏好可能较为隐蔽。您基本上跟随组织朝一个方向运动,直到运动似乎停止下来,然后右转或左转看看哪个方向更舒服。继续跟随组织直到在下一个位置停止下来,然后再右转或左转测试,之后继续朝偏好的方向移动。就这样一直跟随皮肤的偏好移动指尖,直到您感觉全部松弛,或者皮肤组织似乎可以轻松地朝各个方向运动(图16.1～图16.4)。

您可以用同样的方法来处理颌面部的细小肌肉。只要让您的手指跟随感觉到的运动偏好前进就可以了。

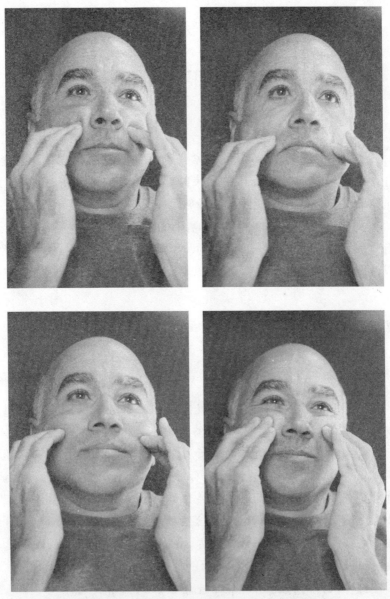

图 16.1～图 16.4　探索运动偏好来松弛面部

释放颅底(网球释放) //

▶ 很多时候头疼是由颈部顶端与颅底接触位置紧张引起的。

把两只网球装进一只短袜,然后在袜子口打个结。躺下,将网球放在您头的基底部,也就是与颈部相连的位置下面。让您的头枕在网球上

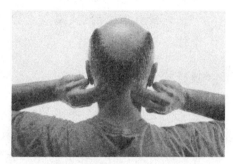

图 16.5　检查颅底与颈部顶端的紧张

(图 16.5～图 16.7)。放一个瑜伽眼枕(一种小小的长方形枕头,里面装满亚麻子或薰衣草)在眼睛上也非常有用。

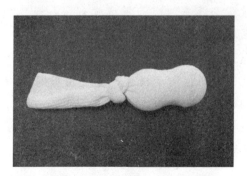

图 16.6　两个网球装在袜子里

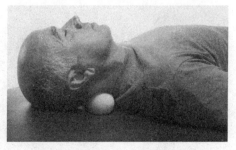

图 16.7　头枕在网球上释放颅底

想象您眼眶里的眼睛向下跌落到网球上。保持安静,在这个姿势静息 5～10 分钟。

先释放第 1 肋骨、肩点 8 以及颈部两侧和后部可能对增加这个练习的效果大有好处。

通过释放鼻梁释放头部

几年前,亚瑟·保尔斯讲到一位欧洲的从业医师宣称,仅通过鼻梁上的细微动作就能够释放身体任何部位的紧张。我记得当时我听到这样言论时的怀疑态度,仅仅把它看成亚瑟所有荒诞不经的故事中的一个。

然而,就在不到一个月之后,有一天我半夜醒过来,发现我的手指在鼻梁上做一些细微的调整动作,并感觉到这些动作正在释放我头部的紧张与疼痛。我能够感觉到每一种不同姿势在释放头部的不同区域,效果简直不可思议。

您也可以自己试试看。

➤ 轻轻地将大拇指与示指放在鼻梁的两侧,沿着鼻子两侧尝试朝各个方向施加非常轻的力量。

在您做这些十分精细的动作的同时,努力感觉每个位置每个方向影响到头部的什么区域(图 16.8～图 16.11)。

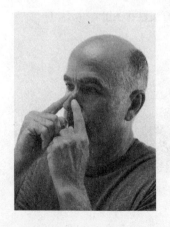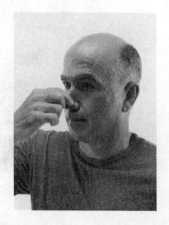

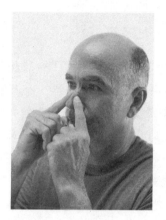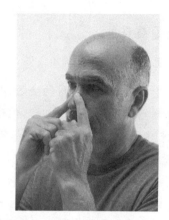

图 16.8～图 16.11　探索鼻子的运动偏好来释放头部紧张

另一种鼻子释放

▶ 轻轻地将大拇指与示指置于您鼻子两侧的软骨上。非常非常缓慢地将鼻子移向一侧，然后再移向另一侧。保持在您感觉最舒服的位置 10～30 秒，回到中线。

接下来，轻柔地将鼻梁朝上推向前额，然后朝下推向颊部。保持在感觉最舒服的位置 10～30 秒，释放推力（图 16.12 与图 16.13）。

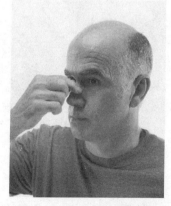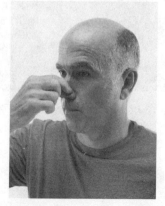

图 16.12　（向前额）提拉鼻梁　　　图 16.13　（向颊部）下拉鼻梁

鼻与面颊释放 //

或许您听到过这种说法:"不要把鼻子气歪了。"如果您没有把这个忠告当回事,真的会把鼻子弄歪了,这儿介绍一个释放练习让您的鼻子恢复正常。记住这个原则,如果您的鼻子朝一边弯曲,您只需要将它朝那个方向再弯曲得更厉害一点,然后鼻子就能够自我修正了。

这个练习所用的力量要比上面两个练习大一些。

▶ 将鼻子的软骨朝一边运动,然后朝另一边运动。维持在感觉最舒服的一边。

用另一只手的手指敲击鼻子的另一侧,检查有何变化(图 16.14~图 16.16)。

然后更换方向,在鼻子的另一侧重复刚才的动作。

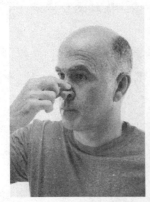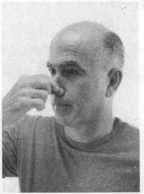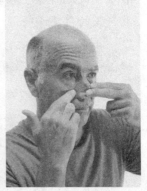

图 16.14 和图 16.15　左右移动鼻子　　　图 16.16　移动鼻子到舒服一侧并沿面颊边向下按摩

眼睛

眼睛常常被喻为"心灵的窗户"。我们的眼睛隐含着很多有关我们整体健康的信息。在虹膜学的入门课程里,我学到了虹膜的纹理与身体健康之间的关系。我开始陶醉于用发光的放大镜来观察眼睛，学习如何读懂眼睛里这些神秘图谱。看到眼睛就像一个浮动的大世界确实能让人产生敬畏。

正如身体所有的组织结构都需要足够的血液循环来维持正常功能，我们眼睛也不例外。眼睛的健康受到眼睛后面肌肉的影响，而且如果循环不良也会减少眼睛所能得到的营养成分。

您可能会体会到，如果您的眼睛很放松，得到很好的休息，那么您能看得更清楚。

一般释放

这些练习能缓解眼球周围肌肉的紧张，从而帮助放松眼睛，释放眼睛疲劳，促进眼睛血液循环，让营养素更好地抵达眼睛组织。

➤ 轻触闭上的眼睑。始终保持动作的舒适。轻柔缓慢的练习会产生更好的效果。

轻叩眼睛

轻轻地将示指指尖放到闭合的眼睑上。用另一只手的示指指甲轻轻叩击放在闭合眼睑上的手指的指甲（图 16.17）。

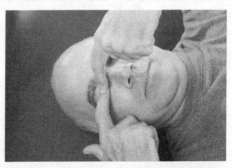

图 16.17　轻柔地敲击手指来释放眼部紧张

这个轻叩动作产生的震动可以松弛眼睛后面的肌肉,促进眼睛肌肉和神经的循环。

您也可以将接触的手指放在眼睛的不同位置,继续轻叩来释放眼睛的不同区域。

眼部平衡

▶ 小心地将双手示指指尖放到一只闭合眼睛的两个眼角处。轻柔地开始运动,轻轻地将眼睛朝一个方向推动,然后再朝另一个方向推动(图 16.18 和图 16.19)。

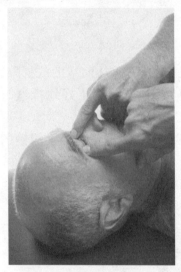 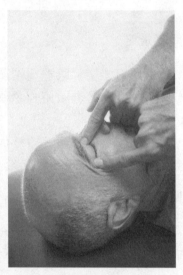

图 16.18　轻柔地将眼球　　　　图 16.19　轻柔地将眼球
向中线(鼻子)摇晃　　　　　　　向两侧(耳朵)摇晃

感受运功过程中有无任何受限,以及感觉更舒服的位置或者方向。保持在舒服位置3~5秒钟。如果没有偏好,保持在移动更轻松的一边。然后松开,通过来回运动眼球检查有无变化。

同时也检查眼球的上下和对角线运动偏好(图 16.20~图 16.25)。在每个偏好位置保持3~5秒。然后释放并重新检查运动变化。

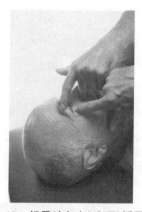

图 16.20 轻柔地向上(头顶)摇晃眼球

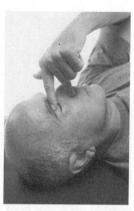

图 16.21 轻柔地向下(脚)摇晃眼球

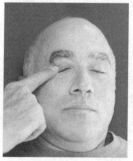

图 16.22 轻柔地对角线摇晃眼球
（向上再向内）

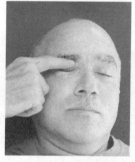

图 16.23 轻柔地对角线摇晃眼球
（向下再向外）

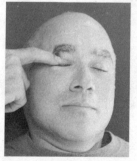

图 16.24 轻柔地对角线摇晃眼球
（向下再向内）

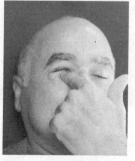

图 16.25 轻柔地对角线摇晃眼球
（向外再向上）

您可以用上面所述的轻叩眼睛练习来结束。

耳朵

耳部按摩

　　耳朵的形状就像我们每个人最初发育而来的胎儿。耳朵具备身体所有部位的反射。轻柔的耳朵按摩可以释放头部、颈部以及身体很多其他部位的紧张。

　　▶ 用指尖和大拇指轻柔地按摩双耳。从耳朵顶端开始，用缓慢的圆周动作向两边最后运动到耳垂。用手指轻柔地捏皮肤，感觉多大的力量最舒服。重复任何感觉舒服和有助于您放松的动作（图 16.26 和图 16.27）。

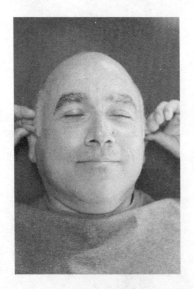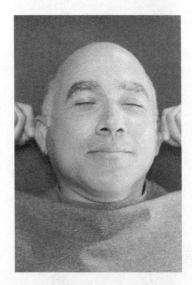

图 16.26 和图 16.27　耳朵按摩

耳部牵拉

　　▶ 轻柔地将耳朵朝外远离头部牵拉。感觉耳朵后面与头部相连位置皮肤的伸展。您能感觉到被伸展组织细微的反作用力自然地将耳朵拉回头部吗？那是身体在向您发出信号让您松开牵拉（图 16.28）。比较您的两边耳朵。是否一只耳朵比另外一只感觉更紧？拉一只耳朵，您能感觉到这个动作对另外一只耳朵的影响吗？您能感觉到一层膜穿过头部将双耳的运动联系起来吗？如果您感觉不到，想象这种联系，同时随意地来回牵拉耳朵直到两侧的紧张都得到释放，或者两侧耳朵达到平衡。

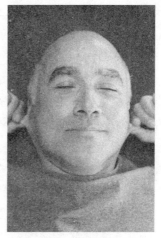

图 16.28 轻柔地拉耳朵

颌骨的一般释放

中国古书《易经》记载有口与营养供给的关系。"君子以慎言语，节饮食。"① 颌的肌肉使我们既可以咀嚼食物，也可以表达我们的思想。

颌骨的位置与姿势可以用来表达态度与情感。我们很多人的颌骨都处于紧张状态，我们发现颌骨在晚上紧闭，我们似乎在无意识中拼命要把一天中尚未解决的问题加以仔细研磨和咀嚼。您也可能感觉到流眼泪之前颌骨的颤抖，或者注意到一个小孩在失望的时候伸出颌骨并撅起下嘴唇。

颌骨与骨盆彼此反射②。正如骨盆是身躯的碗状基底，颌骨也是口腔结构的基底。因此骨盆以及下背的释放姿势和运动练习也有助于释放颌骨。

骨盆释放练习释放颌骨

我在一次上课时想出了这个练习。当时一个学生不依不饶地要我示范颌骨释放,我决定尝试一个新的方法。我观察这个学生缓慢地打开和闭合颌骨。我注意到他在这个运动过程中的踌躇位置,在什么地方颌骨向左边或右边锯齿样错开,这表明他颌骨两边的肌肉使用模式不平衡。我本能地想到骨盆的快速释放是否能反射到颌骨。当这个简单的释放练习如此迅速地体现出效果时,我和班上的每个人都感到十分惊讶。从此以后,这成了我最喜欢的一个自我护理练习,因为它动作很简单,效果很明显。

➤ 开始时仰躺,膝关节抬高,双脚放在地板上。非常缓慢地张开嘴,注意颌骨感觉到紧张的任何区域,或者颌骨似乎向一侧滑动或牵拉。然后非常缓慢地闭合上嘴,感觉嘴闭合过程中的任何不适或紧张。

重复此张嘴闭嘴动作,只是这一次在您感觉颌骨出现任何偏离或紧张的第一位置停止运动,保持这个位置的张嘴姿势,让您的膝关节倒向一侧。倒向哪一侧都没关系,您可以让它们倒向左边或右边,甚至两条腿朝不同方向(图 16.29~图 16.30)。

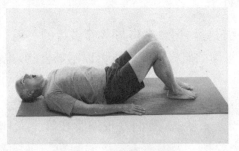

图 16.29　缓慢地张嘴

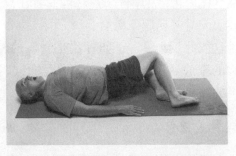

图 16.30　腿向任意一边垂下(保持嘴张开)

双腿降低,张开嘴。保持这个姿势3~5秒,不要超过5秒钟。然后,缓慢地向下滑动双腿,直到腿在地板上完全伸直,慢慢地闭上嘴(图 16.31~图 16.33)。

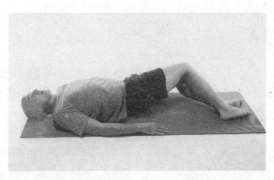

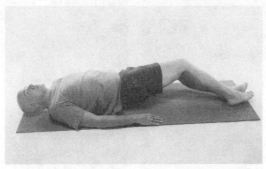

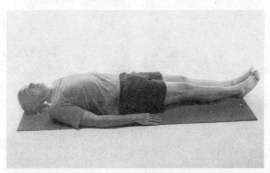

图 16.31~图 16.33 缓慢地伸腿并闭嘴

再次缓慢地张开嘴,重新检查颌骨的紧张模式是否得到释放或出现变化。

　　您只可以在颌骨的另外一个(仅一个)紧张点上重复这个练习。每次自我护理最好限制在两个练习,以便优化新模式的整合,避免反射性地出现疲劳。

释放颌骨肌肉

　　➤ 将手掌置于脸的一侧,手指朝上。用手掌轻柔地将面颊和颌骨肌肉朝上推向您的太阳穴。维持 10～30 秒,然后松开推力,双手轻柔缓慢地滑下面颊(图 16.34 和图 16.35)。

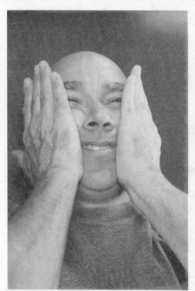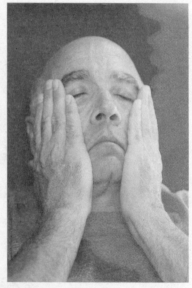

图 16.34 和图 16.35　释放下颌肌肉

第四部分　特　殊　病　症

第十七章

坐骨神经痛

坐骨神经痛是一种令人坐立不安
的神经痛,发于臀部,可以向腿部辐
射。它可能是由导致骶髂关节僵硬的
腰椎区域紧张或者髂骨旋转引起的。
创伤或者是低效率的体位模式也可能
引起骶髂关节肌肉失衡,造成坐骨神
经受压迫(图 17.1)。

造成坐骨神经痛的髋部和臀部肌肉
失衡可能源于不良的姿势习惯,例如坐
下时钱包放在裤子后袋里。如果一边的
髋关节总是坐得比另一边的高,那么骶
骨两侧的髋部肌肉就没有均衡地起到作

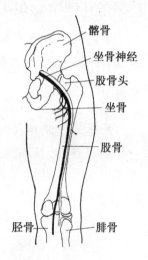

髂骨

坐骨神经

股骨头

坐骨

股骨

胫骨   腓骨

图 17.1 坐骨神经后视图

用。如果钱包就是罪魁祸首,您有两个选择。您或者现在就把钱
包拿掉,或者就像我给患者开玩笑说的那样,等到您把所有的钱
都花到从业医生身上还不见效时,您就开始感觉更好了。正如书
中前面章节提到的那位需要半天时间倒戴工具带的建筑承包商
的例子,如果身体持续以失衡的方式工作,那么它不可能学会保
持更为平衡的结构。

对于旋转的髂骨、骶骨和腰椎,一定要使用释放姿势和运动
练习,得以重建坐骨神经周围的平衡。

出现坐骨神经痛的初兆时练习下面的自我护理技术

- 特异地释放下背和第 5 腰椎(第二章)。
- 检查和释放旋转髂骨(髋骨)(第三章)。
- 使用"懒狗"释放姿势(第三章)。
- 膝释放(第六章)。

缓解坐骨神经不适的运动练习

下面的两个练习对释放坐骨神经疼痛与不适具有特异性和有效性,可以在任何时候加以练习。

屈膝礼

➤ 靠近您能寻找到支撑的地方站立。将身体的重量从疼痛一侧的腿移开,转移到另一只脚上,患侧腿的脚趾仅仅着地保持身体平衡。从膝关节开始行屈膝礼。弯曲和伸直膝关节数次(图 17.2 和图 17.3)。

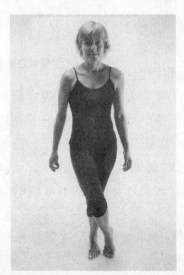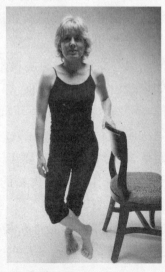

图 17.2 和图 17.3　屈膝礼

滑 步

➤ 双脚前后站立,患侧脚在前面大约正常一跨步的距离,轻微屈膝。保持膝关节弯曲,双脚平踩着地面,两边髋关节处于同一高度平面,向前滑动髋关节将身体重量前移到前脚,然后朝后滑动髋关节将身体重量后移到后面一只脚(图 17.4 和图 17.5)。

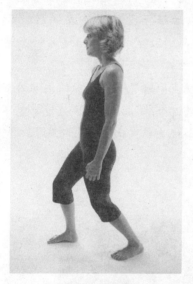 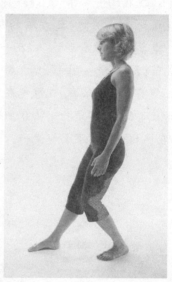

图 17.4 前滑　　　　　　　　图 17.5 后滑

维持骶髂关节灵活性的运动练习

行走是缓解骶骨和骶髂关节区域疼痛最有效的活动之一。在您感觉到该区域出现不适或紧张时,不要上床去休息,而是出去做短距离散步。行走可以有效唤醒身体恢复该区域平衡的自然能力。更多有关行走的信息,请参阅第九章。

这里复述了"骶骨"章节介绍过的打开并维持骶髂关节区域灵活性的重要运动练习。

仰卧踢腿释放坐骨神经痛

这个运动练习对坐骨神经痛有好处,能释放脊柱周围的紧张。它对于那些因为坐骨神经痛而卧床不起的人尤为有用,因为它能提醒骶髂关节区域在不需要负重的情况下的运动能力。

➤仰躺,曲左膝关节,左脚平放地面。右腿此刻还伸直在地面上。现在向臀部滑动右腿(伸直的腿)的脚后跟,使右膝关节向天花板弯曲。同时,让左脚的脚后跟下滑从而使左脚在地面伸直。重复脚后跟滑动运动,在一条腿放下的同时抬起另一个腿的膝关节(图 17.6～图 17.8)。

您可以加快节奏,就像您在发点小脾气一样。确保运动的重点在于放下脚,而不是抬起脚。如果这个练习让您的膝关节感觉不舒服,在您的膝关节下面垫上一只小枕头以支撑放下来的脚。

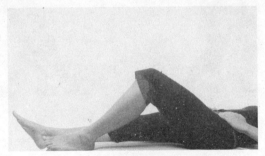

图 17.6   左脚后跟上滑同时右脚下滑

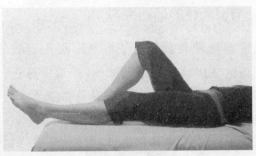

图 17.7   右脚后跟上滑同时左脚下滑

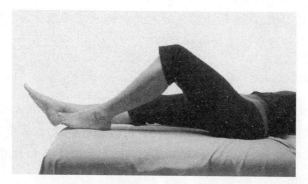

图 17.8　左脚后跟上滑同时右脚下滑

　　这样练习 1~2 分钟。如果累了就停下来。每条腿最后都放到地面上或者枕头上。

少年电话聊天

　　➤ 俯卧,弯曲双膝,双脚竖立。用双脚在空中缓慢画圆,注意在双脚画圆的哪个位置感觉更舒服,更轻松。您可以中途停下来,用任何舒服的姿势休息一会儿(图 17.9)。

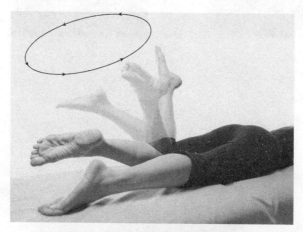

图 17.9　少年电话聊天(缓慢地旋转脚)

　　这个练习被称为"少年电话聊天",因为它符合一位特别放松的少年的心情,在用电话聊天时无意识地自我平衡骨盆。您可以把这个动作看作缓慢的腿部自转。

剪刀

▶ 俯卧,弯曲双膝,让双脚先摆向两边,然后再相互摆动,分别越过中线,形成剪刀形状。练习过程中将注意力集中到骶髂关节区域,保持运动的缓慢与轻松,这不是在做有氧健身操(图17.10~图17.12)。

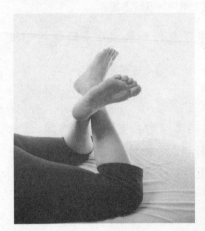 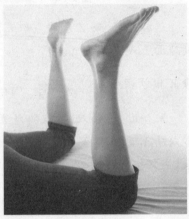

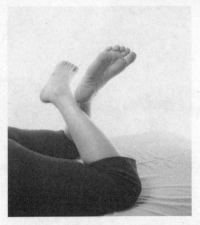

图 17.10~图 17.12　剪刀

腿脚摩擦

这个练习能增加骶髂关节的灵活性。

▶ 俯卧，双膝弯曲，双脚竖立。双脚彼此摩擦，尽量摩擦到双脚的所有表面，包括脚的背面以及侧面（图 17.13～图 17.15）。在此过程中注意是否一只脚要比另一只脚更为活跃，平衡两脚的运动。然后双脚彼此摩擦对方腿的内侧面（图 17.16～图 17.18）。

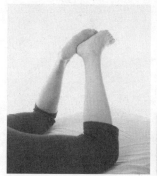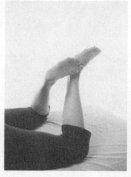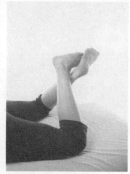

图 17.13～17.15　脚部摩擦增强骶髂关节灵活性

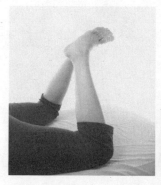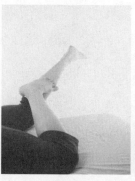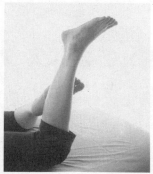

图 17.16～17.18　腿部摩擦增强骶髂关节灵活性

第十八章

蹞 外 翻

　　亚瑟·保尔斯告诉我们如果每晚坚持这里介绍的释放练习就能有效治疗蹞外翻,许多有这种疾病的学员已经用亲身的经历证明了这一点。大脚趾外侧的韧带滑出轨道后,使大脚趾关节向足外侧伸展,结果加重蹞外翻。因此,保尔斯认为在训练蹞趾回归自然位置之前首先必须释放外翻部位的关节。每晚重复这个释放练习是这个再训练过程的一个核心组成部分。一旦蹞趾逐渐康复,能控制其韧带,韧带就能被重新恢复到原先的支撑位置。

蹞外翻释放

　　▶ 转动蹞趾,使其向其他脚趾靠近,以这种方式来轻微地夸大蹞趾以及外翻的位置。然后沿着骨骼的走向将蹞趾直直地向后朝外翻部位挤压。微调姿势,寻找最佳舒适位置。保持这个姿势以及朝关节部位的挤压作用 10～30 秒,松开。然后轻柔地将蹞趾直直地朝外牵拉(图 18.1 和图 18.2)。

　　在蹞趾与第二脚趾中间放置一块软的棉布来帮助维持蹞趾的关节对正,然后将蹞外翻护套(药房应该有售)套上与脚趾相连的跖骨,这将有助于您睡眠时维持脚的对正位置。

　　我在 www.skymall.com 以及 www.footsmart.com 网站上都看到过一体式的蹞外翻护套,它们将两个部分结合在一起,对于您完成释放后再训练蹞趾的关节对正十分有效。

　　每晚重复这个释放练习,从而促进和再训练踇趾恢复对正。

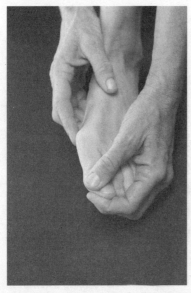 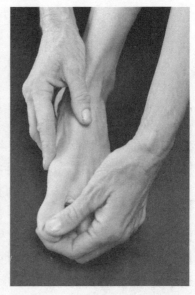

图 18.1　向外翻方向挤压大脚趾　　图 18.2　挤压释放后向外拉大脚趾

第十九章

脊 柱 侧 凸

什么是脊柱侧凸?

脊柱向身体侧面弯曲或者形成无法复原的固定的旋转,这就是脊柱侧凸。在多数情况下形成脊柱侧凸的具体原因还不甚清楚。脊柱侧凸经常具有家族史。它可能源于遗传因素,也可能由于儿童早期经常模仿某些姿势所形成。一侧(通常为右侧)的肩膀抬高,一侧的髋关节高于另一侧,肩胛骨突出,上背或下背出现圆形隆起等,都是脊柱侧凸的征兆(图 19.1~图 19.3)。脊柱侧凸

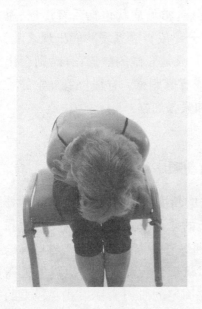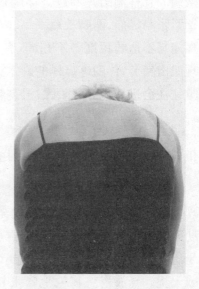

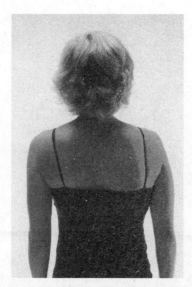

图 19.1~图 19.3　观察脊柱侧凸的姿势,注意肋架和肩部的旋转
以及右肩胛骨的突出。有时脊柱侧凸会让脊柱在人前屈时呈现"S"曲线

多半较为温和,但也有少数病例出现较为严重的后果,引起心肺疾病。脊柱侧凸并不总是伴随疼痛,常见症状包括后背疼痛、手臂紧张与疼痛、两脚长短不一、内分泌或神经系统功能出现紊乱。疼痛与不适的程度各不相同,有时只是轻微的酸痛,有时则会出现肌肉疲劳,伴随疼痛样的麻木或者麻刺感。脊柱位置异常的感觉往往会进一步导致烦躁、沮丧和紧张加剧。

推荐的脊柱侧凸姿势释放与运动顺序

从骨骼与身体自我矫治疗法的角度出发,脊柱侧凸有 3 种处理方法:释放骨盆、脊柱以及肋架的紧锁模式;重建骨盆、脊柱和肋架的平衡或正常运动范围;再训练脊柱弯曲。意识练习将有助于您熟悉该区域,评估您的偏好,认识到运动模式中出现的失衡或干扰。释放姿势将松弛紧张与固定的肌肉紧锁模式。轻柔的运动练习能再训练脊柱肌肉扩大运动幅度,增强动态骨骼对正的平衡感。缓慢的、探索性的意识运动,即让身体认识到更大范围的运动选择,慢慢地重建更具有功能性的平衡使用模式。

　　脊柱侧凸影响到的肌肉群是因人而异的。对部分人而言,它与骨盆以及腰部肌肉的不均匀使用有关;而对于另一部分人而言,主要的紧张模式似乎发生在肋架、膈肌以及脊柱肌肉。不过他们基本上都存在习惯性的运动方式,这些运动方式在不断重复过程中增强了肌肉的紧张。这就像身体对潜在的平衡运动产生了误解,结果出现某种模式化的紧张运动来加以补偿。通过缓慢的有意识的运动练习,这些模式化的紧张可以得到逐步释放和接受温和的再训练。

　　下面列举了对脊柱侧凸有用的部分释放姿势和运动练习,以及这些练习在本书中的相应章节。选择那些您觉得对您的特定紧张模式效果最好的练习。这里重述的这些练习及其图片对再训练脊柱恢复对正以及平衡姿势十分关键。建议您回到具体的章节进行一些准备性释放,同时也对每一个练习有更深入透彻的理解。记住:一定要给您自己充足的时间来缓慢地、有意识地完成每个练习。

　　把意识与释放姿势和运动练习相结合有助于释放紧张模式,从而使脊柱弯曲逐渐恢复平衡。在"找到中点"练习中感觉坐骨和缓慢运动,将有助于髋关节学会协调运动,从而使两侧的肌肉均衡作用。"椎间盘疏松"练习中结合胸椎的旋转偏好,可以释放上背区域的运动潜能。

　　一旦您能在"找到中点"练习中,不依靠胸椎区域(上背部)就能独立运动下背部,您就可以开始练习"平衡坐姿"。这个练习动作是帮助打开和再训练脊柱肌肉中细微的肌肉紧张,以及训练脊柱恢复健康曲线的关键。它们包括:

　　✓ 结合椎间盘疏松与找到中点(第十一章)。

　　✓ 结合旋转与侧弯偏好创造一个视觉上笔直的脊柱(本章)。

✔ 利用睡眠协助脊柱恢复天然曲线——保持脊柱韧性与曲线的床上毛巾练习(第十一章)。

从下背部以及骨盆的意识、运动以及释放开始

腰椎(增加下背部灵活性)所需的释放练习以及等长运动,请参阅第二章。

增加韧性的运动练习(见第三章)。

髂骨(髋关节)以及骶骨(平衡髋关节以及增加柔韧性)所需的运动练习,请参阅第三章。

腰部采用腹式呼吸的一般释放姿势(第二章)////////////////////

▶ 仰躺在地板上。双膝弯曲,小腿放在椅子或者沙发上。您的脚后跟以及小腿应该与膝关节持平或者稍高。缓慢地移动膝关节,一次一边,稍微移向身体一侧或者移近胸部,探索和调整直到您找到最佳的位置,在这个位置您的下背部会感觉最舒服(图 19.4)。

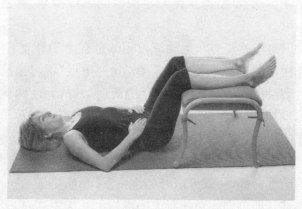

图 19.4　腹式呼吸的背下部释放姿势

保持这个舒服的躺位,将双手置于腹部,缓而深地吸气。随着气体充盈您的肺底部以及您的胸腔,您的腹部开始升高。然后

缓慢呼气,腹部又下降并变软。想象空气温柔和缓慢地通过下背部离开身体。感觉腹部吸气时升高而呼气时变软。感觉气息在呼气时流经下背部。

骨盆随呼吸弯曲(第二章) //

➤ 仰躺,双膝弯曲,双脚踩在地板上。让膝关节与脚收拢紧靠髋关节。开始腹式呼吸,即深而慢的吸气,使您的腹部升高,感到每次呼气是通过您的下背部排出。

当您建立了放松的呼吸节奏后,在呼气过程中轻柔地用双脚推地,使脚底承受更多的重量。让这种推力沿腿向上传递,轻柔地摇晃骨盆,将耻骨朝上弯向天花板。耻骨上弯将使背下部向地板方向压平。

在您吸气时,缓慢地释放腿部承受的重量,让腹部抬高,骨盆被动地转回原先的位置(图 19.5)。

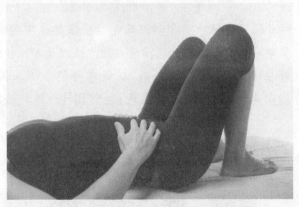

图 19.5 吸气,脚不承重

继续在呼气时柔和地用脚推,从而使骨盆弯曲;在吸气过程中让骨盆再转回平常位置。腹部肌肉在整个练习过程中始终保持松弛,呼吸的气息自然流入流出,不施加任何的力量。

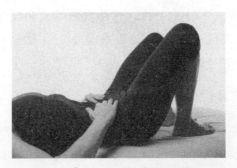

图 19.6　呼气，脚推地面使骨盆弯曲

　　呼吸运动促进了下背部以及骨盆的放松，增强了缓慢的、有意识的、平衡的运动。缓慢的、非承重的运动有助于身体释放模式化的失衡运动。

　　如果您无法让呼吸与运动同步，不要管呼吸，只完成动作。可以参考第二章的"挤压和释放"练习。

第 5 腰椎释放：垂腿（第二章）

　　这个释放练习是针对下背部以及骨盆紧张的最重要的释放练习之一。参考第二章介绍的确定指示点的方法以及其他释放姿势。

　　➤俯卧在床上，患侧靠近床沿，以便您将腿垂下床沿。弯曲的膝关节指向地面，脚轻轻地放在地板上（图 19.7）。借助重力，

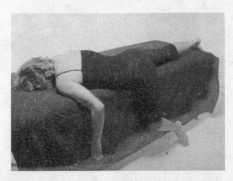

图 19.7　第 5 腰椎释放姿势：下背部的关键释放

尽可能让腿从髋关节自然下垂,同时尽量保持舒服。不要试图用您的背下部、腹股沟以及下垂的腿来支撑您的重量。让您的整个身体以这个姿势放松并维持几分钟。

从释放姿势出来时,让您的另一条腿也滑出床外,这样您可以将身体重量慢慢地移到站在地板上的两只脚上并站立起来。滑腿的方法可以让您的后背维持释放,从而防止重建紧张模式(如果您试图将垂下的那条腿举回到床上,您可能会抵消释放练习,重建紧张模式)。记住一定要缓慢地进入并退出这些释放姿势,以便微调姿势并保持释放(第二章图 2.12~图 2.17)。

第三章的髋关节释放

下面的两个释放姿势有助于打开造成两腿长度不均以及脊柱失衡的髋关节部位的肌肉紧张模式。

参阅第三章介绍的评估髋关节(髂骨)旋转的方法,进行骶骨以及腰方肌释放,学习其他的促进灵活性与韧度的运动练习。

蛙位髋骨后旋(短腿)释放姿势(第三章)

▶ 俯卧,缓慢弯曲膝部,同时将膝向体侧展开。这个姿势会使髋骨更向后旋转。我们称之为"蛙位"(图 19.8)。

这个释放姿势以及下面一个释放姿势,有助于打开造成两腿长短不一和限制髋关节平衡旋转的髋关节肌肉紧张模式。

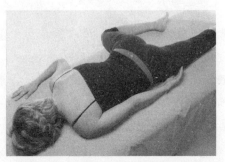

图 19.8 蛙位释放髋关节后旋(短腿)

髋骨前旋(长腿)释放姿势(第三章)////////////////////////////////////

➤ 站在床角,将大腿与膝放在床上。双手置于床上,用完全伸展的手臂来支撑上体。让髋骨的前缘(髂后上棘)稍微向下坠向床。这将使髋骨更加向前旋转。您可能需要稍微弯曲站立那条腿的膝盖。

在您的髋部没有感觉任何不适的前提条件下维持这个姿势10~30秒(图19.9)。您还可以俯卧在床上,在大腿下垫一只枕头作为支撑,让髋部旋转得稍微更前一些(参阅第三章的图3.14)。

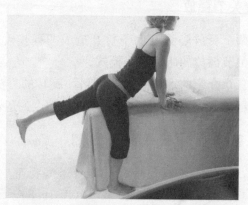

图19.9 髋关节前旋(长腿)的释放姿势

少年电话聊天(第三章)////////////////////////////////////

➤ 俯卧,弯曲双膝,双脚竖立。用双脚在空中缓慢画圆,注意感觉在双脚画圆的哪个位置感觉更舒服、更轻松。您可以中途停下来,用任何舒服的姿势休息一会儿。

这个练习被称为"少年电话聊天",因为它符合一位特别放松的少年的心情,在用电话聊天时无意识地自我平衡骨盆(图19.10)。这个运动练习有助于骶髂关节维持灵活性。参阅第三章以及第十七章介绍的更多有关骶髂关节的释放和运动练习。

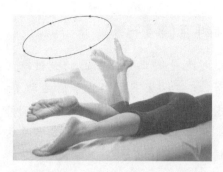

图 19.10 少年电话聊天:脚画圆圈帮助维持骶髂关节的灵活性

用第十一章介绍的练习来重建腰曲

坐骨的意识练习(第十一章)//

▶ 下背部腰椎弯曲的再训练必须从评估坐骨开始。检查是否两边坐骨承受的重量分配很均匀(图 19.11 和图 19.12)。不均匀的重量分配,或者下背部的肌肉使用模式不平衡,可能预示需要用第三章介绍的髋关节旋转练习或腰方肌练习加以矫正。用第二章的背下部练习,以及下面的"寻找骨盆旋转中点"练习(第十一章)。

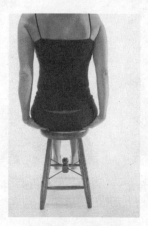

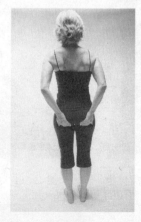

图 19.11 接触坐骨　　图 19.12 定位坐骨。入座时是否两边坐骨承受的重量均衡

找到骨盆旋转的中点(第十一章)//

　　这个运动练习也是矫正脊柱侧凸的关键练习。它有助于评估并释放髋关节、骨盆以及下背部的平衡运动潜能,使它们达到更大的运动范围。这个练习将再训练腰曲,同时增强您下背部的力量与灵活性。请参阅第十一章了解更多有关这个练习以及平衡脊柱弯曲的信息。

　　▶ 缓慢地将骨盆向前转动,感觉您两侧的肌肉是否力量均匀(图19.13)。注意观察旋转过程中坐骨的变化情况。然后缓慢地将骨盆转回原位,同样感觉肌肉的用力程度(图19.14)。重复这个旋转顺序5次,每次都不断地缩短运动幅度直至达到中点(图19.15)。一旦您找到这个中点,不要试图维持这个姿势。回到您平常坐姿或者站立起来并四处走动。每天练习这个动作几次。

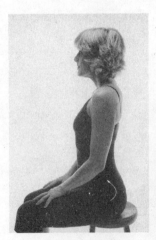 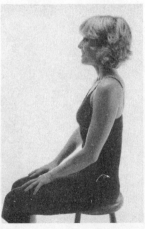 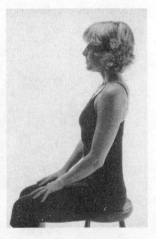

图19.13　前旋骨盆　　　　图19.14　后旋骨盆　　　　图19.15　中点

应对脊柱上部和肋架问题的运动练习和释放姿势

● 椎间盘疏松和旋转获得上脊柱的柔韧性(第十章和第十一章)。

● 评估并结合上背部旋转以及侧弯偏好(第十章)。

● 释放肋架与膈肌(第十二章)。

上背部重建胸曲的运动练习：疏松椎间盘(第十章)

在第十章与第十一章分别予以介绍过的下面两个椎间盘疏松练习,能通过"疏松椎间盘"增强脊柱上部与中部的柔韧性。尽量每天练习,从而释放上背部的僵硬或固定模式,增加脊柱的运动能力。

➤ 坐在椅子上,双臂在胸前交叉,然后您的头朝前坠向胸前,将注意力集中到上背部(胸椎),从这里开始在上脊柱做轻柔的弹性运动。看看您是否能感觉到每一块椎骨的弹性运动。在弹性运动过程中,您的头会缓慢地移向您的大腿,但您不是用颈部或头,而是用脊椎本身来启动弹性运动。当您继续弹性运动时,让您的身体朝前蜷曲,您的上背弯曲得更厉害。当您达到前屈的舒服极限时,感觉胸椎区域的弯曲程度,然后继续轻柔的弹性运动,同时开始舒展脊椎,从胸椎区域位置靠下的脊椎开始朝上反弹每一块脊椎直到身体恢复端坐姿势(图19.16~图19.22)。

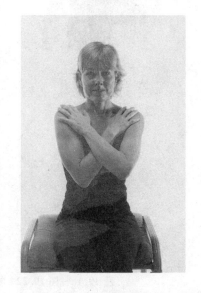

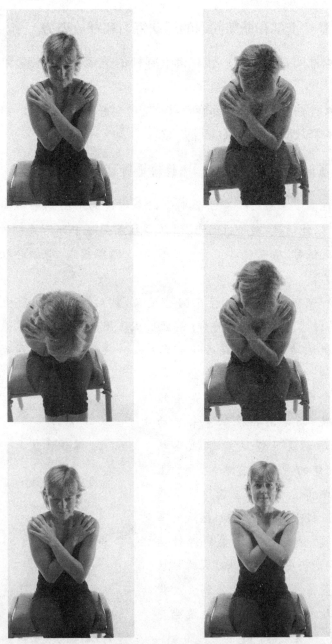

图 19.16～图 19.22 椎间盘疏松增强上背部柔韧性

旋转疏松椎间盘练习(第十一章)/////////////////////////////////////

　　这是上面练习的一种变化。在您开始轻柔的弹性运动,"疏松"脊柱凝胶样的、起减震器作用的椎间盘之前,先旋转(扭动)脊柱。

　▶ 如前所述,坐在椅子上,双臂在胸前交叉,分别握住对面的肩。头朝前,使脊椎自然后曲。然后朝一边旋转,开始在上脊柱做轻柔的弹性运动。让您的身体朝前蜷曲。当您达到前屈的舒服极限时,慢慢开始舒展脊椎,从胸椎区域位置靠下的脊椎开始朝上反弹每一块脊椎直到身体恢复端坐姿势(图19.23~图19.26)。

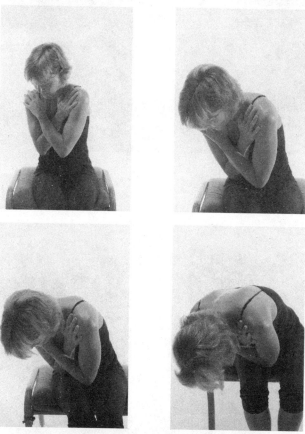

图19.23~图19.26　旋转疏松椎间盘增强上背部柔韧性

接着将脊柱向相反方向扭转，在这一侧重复上述轻柔的弹性
运动（图 19.27～图 19.30）。选择从最舒服的方向开始。整个练
习过程中始终保持在舒服的运动区间内，不要让练习引起任何
疼痛。

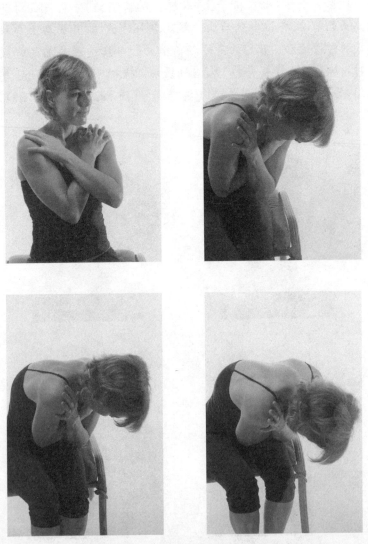

图 19.27～图 19.30   旋转疏松椎间盘增强上背部柔韧性

脊柱旋转偏好 //

▶ 坐下,开始朝一个方向旋转您的脊柱,然后让其反弹回中线
(图 19.31 和图 19.32)。然后朝相反的一侧旋转脊柱(图 19.33),并
让其反弹回中线自然位置。朝哪个方向旋转时您感觉更舒服?
以您偏好的旋转姿势坐 10~30 秒。频繁地重复这个练习来疏松
椎间盘的旋转模式。

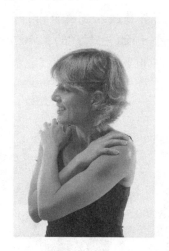 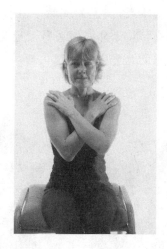

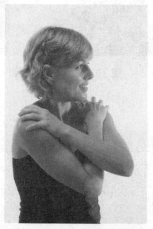

图 19.31~19.33　检查旋转偏好

脊柱侧弯偏好//

➤ 坐下，身体向右侧弯，缓慢地让右肩移向您的右髋关节。
注意保持您的头、颈以及上体与髋关节处于同一平面，就像在
两片玻璃之间一样。注意感觉运动过程中任何紧张、受限或
者疼痛。运动的速度以舒服为准。然后回到中线（图 19.34
和图 19.35）。

接下来，向左侧侧弯。让您的左肩移向左髋关节，同样注意
保持头、颈、上体与髋关节处于同一个平面（图 19.36）。哪个方向
让您感觉更舒服？以您偏好的侧弯姿势坐 10～30 秒。

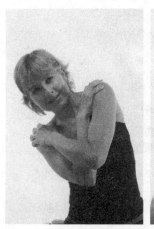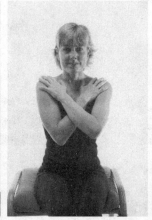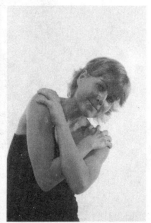

图 19.34～图 19.36　检查侧弯偏好

结合旋转与侧弯偏好//

➤ 缓慢地进入您的旋转偏好以及侧弯偏好姿势。探索让您
感觉最舒服、最轻松的旋转以及侧弯程度。对于某些人而言，这
个动作可能会很细微。以这个姿势停留 10～30 秒（图 19.37）。

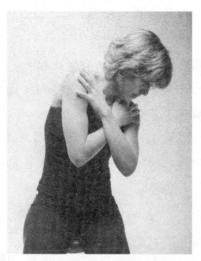

图 19.37　结合(左)旋转偏好与(右)侧弯偏好

肋架的一般释放姿势

▶ 有时,脊柱侧凸的紧张模式位于肋架。对于肋架侧面的紧张与压痛,缓慢地侧弯(肩到髋)并旋转身躯,环绕任何紧张或压痛区域10～30秒或直到压痛得以缓解(图19.38)。您可能需要借助手指来监测任何压痛点,看看它们是否开始得到缓解,从而精细地微调姿势。

　　动作缓慢,意在探索并定位释放位置。动作太快很可能会越过最佳释放位置。

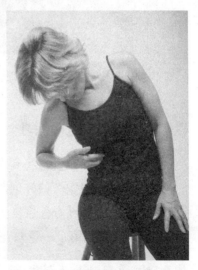

图 19.38　围绕酸痛肋骨侧弯并蜷曲

　　如果一般释放姿势不起作用,请参阅第十二章以及第二十章介绍的更多肋架释放练习。

膈肌释放(第十二章)

肋骨的紧张往往来自于膈肌的紧张模式。这个练习将针对膈肌,同时帮助打开上背部与下背部之间部位的柔韧性。

▶ 仰躺,在髋关节下面垫上一只枕头。双膝上曲,以舒服松弛的位置自然分开(图 19.39)。让双腿移动到最舒服的位置。保持这个姿势 10 分钟。

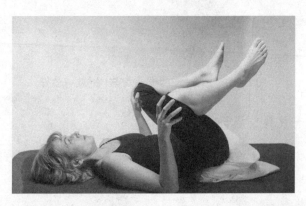

图 19.39 "烤火鸡"姿势释放膈肌。让您的腿移动到您感觉最舒服的位置

以平衡的坐姿将这些练习全部结合起来

  ✓ 结合疏松椎间盘与找到中点(第十一章)。

  ✓ 结合旋转与侧弯偏好创造一个视觉上笔直的脊柱(本章)。

  ✓ 利用睡眠协助脊柱恢复天然曲线——保持脊柱韧性与曲线的床上毛巾练习(第十一章)。

结合疏松椎间盘与找到中点(第十一章)

这个练习结合"疏松椎间盘"与"找到中点"练习能帮助您建立更平衡的姿势。如果这个练习做得好,您将开始再训练腰曲意识到功能性最强的中点,同时使上背恢复到最自然的后曲。入座后骨盆承受着体重,您的双肩将更为放松,脊柱更加平衡。

▶ 正如在基础的疏松椎间盘练习中一样,双臂于胸前交叉,头朝前,开始轻柔的弹性运动,让胸椎朝前蜷曲(图 19.40)。

然后低头,胸椎成圆形,注意力集中到坐骨上。向前旋转骨盆("三轮车车轮")到您在"找到中点"练习中找到的中点位置。确保从骨盆而不是腰部或上体启动运动,同时意识到坐骨的变化(图 19.41)。

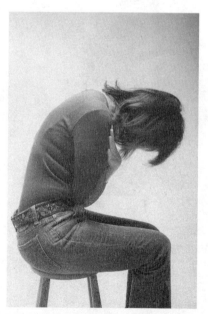 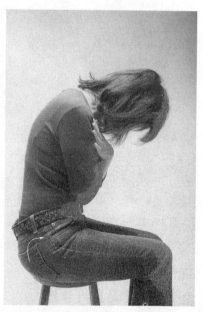

图 19.40 疏松椎间盘   图 19.41 旋转髋关节到中点

一旦您以低着头缩着颏部的姿势到达中点,保持上脊柱的蜷曲,同时让蜷曲的上脊柱缓慢地直接后移直到双肩到达髋骨的正上方(图 19.42)。此刻您的颏部还是缩着的,上背保持轻微的后

曲,您的双肩与髋骨在垂直平面上。现在慢慢地抬头成直立姿势
(图19.43)。

细心体会您的感觉,不要简单地重回熟悉的模式。做这个练
习最常见的错误,就是从腰部和肋骨位置启动运动到中点,以及
用挺直脊柱的方式牵引双肩后移,从而破坏了胸曲。

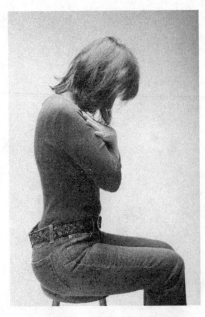 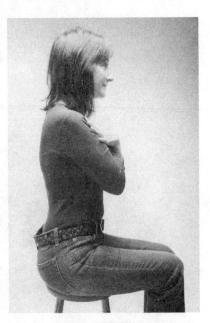

图19.42 让肩关节靠近髋关节　　　图19.43 抬头

结合旋转与侧弯偏好创造
一个视觉上笔直的脊柱

在这个练习中您将结合上背部的这两种运动偏好来创造一
个视觉上笔直的脊柱。这个练习可能很微妙,如果有一个朋友能
站在您后面监视您的脊柱更好。如果您的脊柱有不止一处"C"曲
线(侧弯曲线),每次只针对其中一处加以练习。

▶ 异常缓慢地进入能同时结合您的旋转偏好和侧弯偏好的

姿势(图 19.44)。慢慢尝试以确定最舒服最轻松的旋转与侧弯程度。在做这个练习时,最好能有一位朋友在身后监视您的脊柱,看您在缓慢地旋转和侧弯时脊椎的对正情况。这个旋转与侧弯结合练习可能会导致上背部和肋架看起来扭转,或者您的肩或髋更高,但是让您的朋友检查脊椎骨是否看起来更直,对正得更好。当您达到了对正位置,如果您感觉在这个位置很舒服,就以这个姿势尽可能长地坐立。有些人能坐几秒钟,而有些人能坐 1~2 分钟。

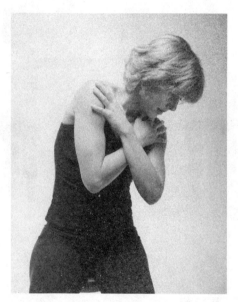

图 19.44 结合(右)旋转偏好与(左)侧弯偏好(第十章)

这个脊柱肌肉再训练的练习可能强度很大,因此一定不要做过头。让您试图去唤醒和加强的虚弱肌肉过度疲劳只会导致身体进一步产生紧张模式或者重新回到以前熟悉的紧张模式。如果您开始感觉到骨盆或脊柱任何部位出现紧张或不适,停止练习,继续您的日常活动,在这一天另外找时间再进行这个练习。您可能需要每天这样练习坐姿几次。

有利于保持天然脊柱曲线的睡姿(第十一章)//////////////////////

➤ 首先准备好毛巾,将它们上下对折,然后将两边折向中间,最后卷成圆柱状(参阅第十一章图 11.2～图 11.6)。开始时直立,然后将手肘抬高到肩膀位置,双手指尖在中线重叠。先将手肘与上体向左转动,尽可能转动到舒适范围内的最远位置,然后再将手肘与上体向右转动。每晚睡前朝两个方向分别做 40 次这种动作(图 19.45～图 19.48)。

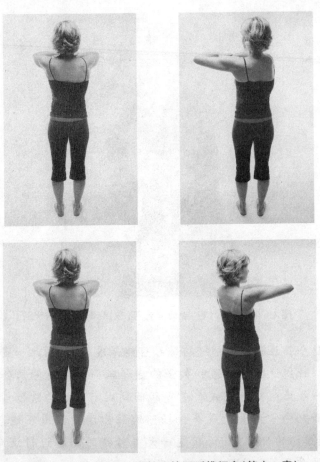

图 19.45～图 19.48　脊柱旋转温暖椎间盘(第十一章)

　　然后躺下，将卷好的毛巾一块垫在腰下，另一块垫在颈下（图
19.49）。就这样枕在两块毛巾上仰卧至少 20 分钟（图 11.11）。
如果您觉得很舒服，您可以就这样进入睡眠。如果 20 分钟后您无
法入睡，就回到您通常的睡眠姿势。这个练习对于您整个脊柱再
训练过程都非常有用，因为它能温暖椎间盘，提醒身体所具有的
运动潜能。

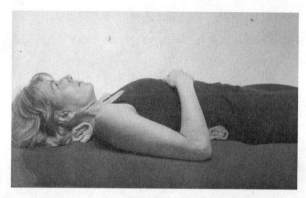

图 19.49　平躺在毛巾卷上再训练脊柱弯曲

第二十章

重复性劳损与腕管综合征

重复性劳损及腕管综合征是累积性应激障碍,影响身体多个区域。重复性动作以及过度使用会导致手臂和手部肌肉紧张、酸痛和疲劳。为了缓解这些劳累,机体形成代偿性体位并出现肩部、颈部和背部的束缚。不幸的是,这些体位失调会进一步加重这种应激反应。

当增强的肌肉收缩和试图缓解这种过度刺激时,神经系统就陷入一种反馈回路。如果这些痉挛和紧张发展到上脊椎和颈部区域,神经冲击将导致手臂和手腕麻木、乏力和疼痛。

此时往往会失去所有休息和复原的能力,因为交感神经系统负荷过重,副交感神经系统又无法获得所需的深层休息来重建平衡和健康。结果整个身体都困于紧张、疲劳、虚弱和疼痛的模式之中。

对于累积性应激障碍,无论是纤维肌痛、腕管综合征,还是创伤后形成的累积性应激反应,目标都是静息神经系统、缓解疼痛并重建反射平衡。骨骼与身体自我矫治疗法中的柔和练习能够有效实现这些目标,这一点在一位姿势释放学员的经历中得到证明。

在一篇题为《姿势法自然释放》①的论文中,骨科医生劳伦斯·琼斯(Lawrence Jones)描述了一个棘手的病例。患者下背受伤,导致慢性第2腰椎错位及腰肌发炎。该男子的病情使他无法直立,疼痛与不适如此剧烈,以至于他无法安睡,因为每隔几分钟就会痛醒。

在治疗几个月仍不见效之后,琼斯医生用了整整一个疗程来为该男子找到一个能让他休息的舒服姿势。琼斯缓慢地移动该男子,被动地探索他的运动幅度来找到一个能缓解患者疼痛的姿势。最后他终于找到那么一个让患者感觉最舒适的姿势,虽然这个姿势有点出人意料,患者终于能够放松并入睡。琼斯医生让该男子继续安睡,他离开房间去治疗另一位病人。当他回来时发现该男子的活动能力已经有所增加,而且疼痛也减轻了 2/3。几个月以来他能第一次站直了,而且他的结构性错位也已经自然修复了。

您可能无法找到一个单一的姿势来缓解全身所有的紧张。不过,在练习各个受影响区域的放松姿势过程中,通过挖掘您深层放松的潜能,您将能够朝缓解疼痛、静息神经系统以及重建反射平衡的目标不断迈进。

参加我自我护理课程的一位学员遭受慢性疼痛折磨。她在课堂上尝试放松姿势时感到很沮丧。她找遍全身,试图找到一个姿势来进行放松,结果很恼火,因为这个方法似乎不起作用。即便是一个区域得到释放,其他区域的疼痛又开始干扰她,使她无法享受到这个地方释放带来的舒适感。我建议她一次专注于释放一个点,并感觉在那一个区域发生的放松。我还鼓励她把注意力放在感觉更好的地方,而不要去担心还没有被释放的区域。当她专注于每一个具体的放松姿势,她的焦虑开始随着她的疼痛一起消失。她脸上出现了笑容,因为她终于理解了我的意思。当她专注于舒适和放松,她发现她能够自我调节,朝目标前进。

腕管综合征以及重复性劳损会影响到腕、手、臂、肘、肩、肋骨、颈、脊椎和人体姿势。我希望您能够一次练习释放其中的一个区域。以下是释放臂、肩和手的特定点位与姿势。

对于累积性疼痛综合征,释放下背、骨盆以及脊椎并处理疼痛点位。恢复身体下端的平衡和对正,从而使上身能更轻易地得到支撑和休息。释放第 5 腰椎并平衡髋关节旋转对于纤维肌痛以及上体紧张和疼痛尤为重要。

　　记住:累积性应激障碍是经年累月长时间的结果。您的每一次释放姿势都是在再训练、再强化和累积新的习得性轻松感与舒适感。花点时间来探索舒适的姿势以便培养累积性轻松。

臂丛的解剖结构

　　一个神经网络起源于颈椎之间,向下越过肩部来到臂和手(图 20.1)。这个神经网络被称为臂丛。颈、肩和臂的紧张或肌肉挛缩将影响到这些神经,导致臂、肩和手的虚弱乏力与疼痛。

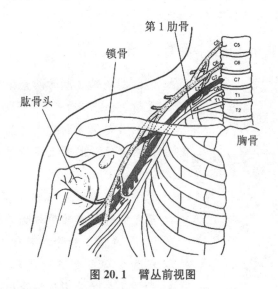

图 20.1　臂丛前视图

释放肩、臂、手和手指的神经痛

　　以下的 3 个释放姿势,对于手臂、肩、手腕、手以及手指等部位的神经疼痛十分有效。其中 2 个是针对第 3 肋骨周围的紧张。当我开始接触患有腕管综合征的患者时,我会明显体会到第 3 肋骨的重要性。下面这些方法将静息神经系统,协助肋骨、肩部、后背的各种肌肉紧张模式得到松弛。当肌肉不再处于紧张状态时,手腕、手臂以及手的神经受到的压力也随之减轻。第3肋骨练习法还能协助改善淋巴转归、心跳加快(心肌炎)、哮喘症状等,最有趣的还是它可能有助于释放足部的软组织。我曾经使用过第3肋骨释放,用帕克反射连同第1肋骨、肩、手腕和手部释放来缓解腕管综合征症状,并"诱发"大拇指以及其他手指的痉挛。

如果夜晚出现特别严重的神经疼痛,侧睡,将疼痛的上臂放在体侧或者放在身后的枕头上。如果手臂朝前坠落,您可能会增加臂丛区域的压迫,进一步刺激那里的神经。如果您觉得把手臂放在身后不舒服,一定要练习第十四章介绍的针对前臂指示点的十字牵拉释放法。

利用第3肋骨点释放神经痛:晃肩

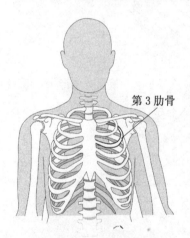

第3肋骨

图20.2 左边第3肋骨

围绕第3肋骨的紧张常常导致手臂、肩或手的疼痛(图20.2)。检查第3与第4肋骨之间靠近胸骨部位或者第3肋骨上与胸骨相交部位的压痛。

▶从锁骨往下数到第3肋骨。第1肋骨就在锁骨与胸骨相交部位以下,在第1肋骨之下有一个空当,在这个空当之下就能摸到第2肋骨。第2肋骨头与胸骨相交的地方通常较为突出,很容易找到。继续触摸并向下数靠近胸骨的空当和骨骼,您会发现第3肋骨上的一个压痛点,它也可能位于第2肋骨与第3肋骨之间或者第3肋骨与第4肋骨之间(图20.3)。

坐下,轻柔地抓住肩并缓慢地将其朝身体的前中线摇晃。一旦进入位置,您可以松开肩,回来检查释放点,感觉该点位是否有软化和搏动。保持这个放松的姿势 20～30 秒（图 20.4）。

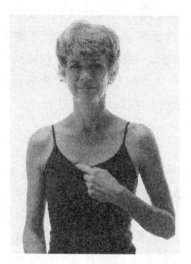 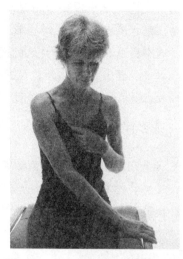

图 20.3　右边第 3 肋骨点　　　图 20.4　右手臂神经疼痛的释放姿势

第 3 肋骨替代释放练习：第 3 肋骨回复

▶ 做这个练习时，您可以坐下或者将非患侧手臂在下侧躺，将疼痛手臂放在体侧或者您身后的枕头上。如果您采取躺姿，一定要确保疼痛手臂不要坠向身体前面。

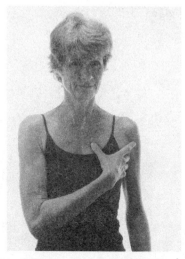

用另一只手的大拇指放在第 3 肋骨上靠近胸骨的部位。中指也放在第 3 肋骨上，不过是在腋窝下弯曲的地方。如果您感觉到压痛或酸痛，那您就放对位置了。一旦您找到压痛点位，放松，使您的手指与肋骨的接触很轻柔（图 20.5）。

图 20.5　左边第 3 肋骨释放

您有意识地放松这个区域,同时感觉肩部与手臂的轻微下垂。您或许能感觉这个区域松弛过程中肋骨围成的胸腔以及肩在轻微运动。您也有可能感觉到接触手指产生的搏动,轻微运动或者发热。这个释放很细微,需要的时间也稍长一些。保持几分钟放松的接触以确保释放。我曾经监控这些点位直到整个第 3 肋骨周围区域释放,这些点位感觉完全松弛,整个过程需要 15~20 分钟。

释放帕克反射点

这个点以整骨疗法医生特雷西·帕克(E. Tracy Parker)命名,是我发现的释放手臂、肩和手等部位急慢性疼痛最有效的点位之一。我用它来处理手臂、肩、手部疼痛、腕管综合征以及重复性劳损、纤维肌痛、冻肩(肩周炎)等。在迪皮特朗挛缩(Dupuytren's contractures)②(一种手掌和手指因收缩而屈曲的病症)中,这个点位也会出现压痛。使用以下手、臂以及第 3 肋骨的释放方法。

帕克反射点位于肩胛骨上侧缘,正好位于肱骨头之下。见图 20.6。

只靠自己释放帕克反射点有些困难,请一位朋友协助会事半功倍(图 20.7)。

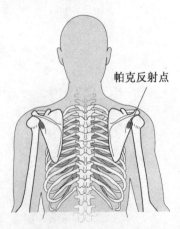

图 20.6　帕克反射点

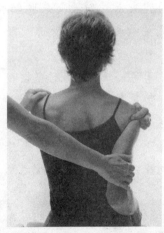

图 20.7　朋友协助释放帕克点

➤ 开始时俯卧，头侧向压痛点一侧。您朋友站立或跪在您压痛点的另一侧，然后手伸过您后背，抓住您痛肘，并轻柔地将手肘拉起，越过身体拉向脊椎。通过将手臂轻微地向下朝脚部或者轻微向上朝颈部微调，以寻找舒适位置或最佳释放点；整个过程保持向身体中线的轻微牵拉，因为中线牵拉能形成帕克反射点周围的凹陷和挤压作用，微调则有助于确定正确的牵拉方向（图 20.8）。

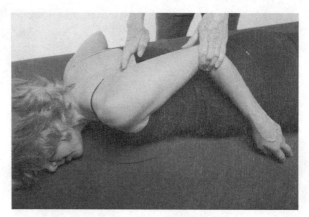

图 20.8　朋友释放帕克点

您朋友可以在维持原先姿势的同时用他空余的手的中指检查是否出现搏动性释放。与此同时，您保持松弛，让肩部肌肉处于被动牵拉状态。您朋友应该维持您手臂最舒服的位置30～60秒。

如果将手臂向后拉让您感觉不舒服，您可能需要首先释放身体前面的手臂点（第十四章"十字牵拉"）或者第十三章的肩点1和肩点2。然后再用比刚才描述稍微更轻一点的力量牵拉，试试看是否会感觉更舒服一些。

第二十一章

焦虑、慢性疲劳以及失眠

身心受到的持久压力会导致神经系统刺激过度,结果无法回到平衡状态。慢性疼痛、埋怨、担忧与焦虑使身体无法得到发挥最佳功能所必需的静养和复原。长期疲劳、精力匮乏、注意力分散、胃口不佳以及失眠都可能是神经系统紊乱所表现出来的症状。

即使出现神经系统过度负担的慢性病症,每天释放胸部上方查普曼反射点(Chapman reflex)将有助于放松身体,恢复神经系统平衡。

记住要有耐心,要怜惜自己的身体。逐步认识到随着您一次一个地释放这些反射点部位的压痛与不适,您身体的自我修复能力就会逐渐显现。您越相信这个过程并学会在舒适中放松,您的舒适感和轻松感就越强,同时也容易扩散到周围的区域。

练习正方形呼吸(见引言)也能帮助您调节神经系统,您可以在一天中任何时候练习这个释放动作。

释放刺激过度的神经系统:我投降

触摸整个上胸部,尤其是第 4 肋骨部位,如果出现压痛则表示神经系统刺激过度。一次处理一个压痛点,感觉这个压痛点得到释放后,再移向下一个压痛点(图 21.1)。

▶ 如果从坐姿开始,可以首先前屈肩部与上身,围绕这些压痛点蜷曲身体(图 21.2)。其实最好平躺,把一只枕头放在胸部,轻柔地将患侧手臂拽过身躯,肩部向胸骨方向转动,然后手臂越过并置于枕头上。让自己顺从舒适与松弛的感觉。

　　检查上胸部能发现的任何酸痛点,尤其是第 4 肋骨周围。记住一定要用非常轻微的触摸来检查。您或许能感觉到释放的热能,细微的搏动或者局部变得柔软。如果这个区域受到的刺激特别强,您甚至能感觉到弱小的蜂鸣声。继续以十分松弛的方式轻微地检查酸痛点,直到整个上胸部区域的压痛感减弱,反应性降低,或者恢复正常。

　　尽可能长时间地保持这种舒服的松弛状态,您甚至可以以这种姿势小睡一会儿(图 21.3)。

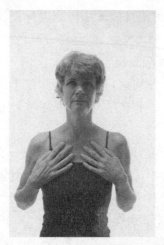 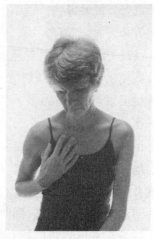

图 21.1　刺激过度的神经系统压痛点　　图 21.2　恢复神经系统平静的释放姿势

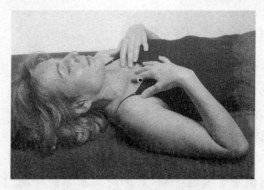

图 21.3　恢复神经系统平静

失眠指示点释放姿势：拨打朋友电话

释放失眠点的紧张后，即便是最深度的紧张或者神经过敏也能得到缓解，这样您就可以轻松入睡，即使在半夜醒过来之后也能很快重入梦乡。释放失眠点还能防止更年期失眠。

与帕克反射点释放一样，失眠点的释放练习最好在您伴侣或者朋友的帮助下完成。

失眠指示点集中在肩胛骨的上缘（图 21.4 和图 21.5）。此外，还有一个失眠点位于后背第 4 肋骨面上，靠近肩胛骨的内缘。要找到第 4 肋骨，从第 7 颈椎，也就是脊柱上端最大最突出的那一块脊椎开始往下数。接下来的第 1 块小的隆起就是第 1 胸椎，依次往下直到数到第 4 块胸椎，然后沿第 4 胸椎往横侧找到第 4 肋骨（图 21.4）。

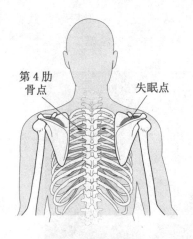

图 21.4　失眠点

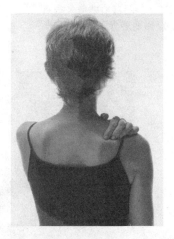

图 21.5　失眠点

▶ 起始时俯卧，确保颈部舒适。让朋友先用一只手沿肩胛骨上缘以及第 4 肋骨开始触摸来检查您这些部位的压痛点。

然后他（她）将另一只手置于您肩胛骨的基底部，示指与拇指位于您肩胛骨下角的两边。他(她)一边轻柔地将您的肩胛骨朝肩顶端推,一边用手触摸您的指示点,看看是否出现变软、搏动或者松弛(图 21.6 和 21.7)。

保持这个姿势 1 分钟。您可能只需要释放 1 次这些点位,也可能需要连续几天每天释放 1 次。入睡前进行这些点位的释放练习最方便。

一位经常在半夜苏醒的女性说,她可以独自进行释放,侧卧时把手肘支撑在枕头上,轻轻地接触这些点位直到获得释放。支撑起来的手肘缩短了肩胛骨上方的肌肉,从而使这些肌肉得到放松,也让她能够进入睡眠。

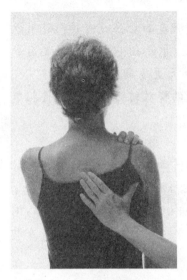

图 21.6 朋友协助向失眠点挤压双侧肩胛骨下端缓解失眠

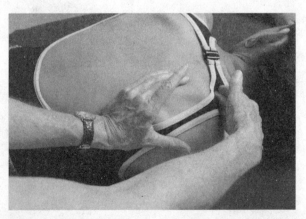

图 21.7 朋友协助将肩胛骨下端向上缘挤压以释放紧张点

累积性应激障碍自我护理的建议处理顺序

重复性劳损、纤维肌痛、腕管综合征、慢性疲劳以及焦虑

● 首先从腰部以及骨盆（见第二、三章）开始，这些释放姿势以后还需要经常练习。这个区域是良好身姿以及身体结构健康的基础。基础的稳定性，尤其是第5腰椎的释放练习以及髋骨的释放练习对缓解纤维肌痛十分重要。记住做"腹式呼吸"释放腰椎（第二章）。

● 利用矫正旋转髋关节失衡的释放姿势以及运动练习来保持骶髂关节的打开（第三章）。

● 释放上背部，尤其在伴随手臂、手和肩部疼痛时（第十章）。

● 释放第1肋骨（第十二章）、肩点（第十三章）、颈部（第十五章）以及肋骨（第十二章）。

● 释放第十四章的手臂点，特别要注意"拨打朋友电话"释放练习；第二十章的帕克反射释放；第二十一章的失眠释放练习；第二十章的两个神经疼痛释放练习："晃肩"和"第3肋骨回复"。

● 如果需要，释放手腕、手肘和手（第十四章）。

● 练习第十一章的姿势动作来维持身体运动的舒适度以及柔韧性。

● 练习"正方形呼吸法"（见"介绍"一节）以静息神经系统。

注　释

第二章　腰部

1. 约翰·萨诺博士（Dr. John Sarno）的《治愈背痛：身心相通》一书可能使 80% 的读者从中受益。我向很多患者推荐过这本书，他们后来给我打电话告诉我，他们如何惊奇地发现书中闪烁的真知灼见，让他体会到疼痛缓解。您或许也想阅读这本书，亲身去体会一下。

2. 注释来自内观冥想教师兼《舞动生命》作者菲利普·莫菲特（Phillip Moffitt）的"意识运动"课程。

第三章　骨盆：骶骨、髋骨、骶髂关节和尾骨

1. 这种疾病在 20 世纪 30 年代被整骨疗法医师查尔斯·欧文斯（Charles Owens）命名为"骨盆甲状腺综合征"，并在《查普曼反射的内分泌解释》一书中有描述。20 世纪 30 年代的整骨疗法医师弗兰克·查普曼（Frank Chapman）发现的神经反射系统证明了身体结构与器官功能的关系。其中很多器官的神经反射点都位于肋骨与胸骨交汇处，或者背部肋骨与胸椎的交汇处。释放这些压痛点有助于恢复淋巴流动并促进健康。参阅第十二章（"胸骨"部分）了解如何释放这些压痛点，以及第二十章介绍的帕克反射区和第 3 肋骨释放练习，能释放手臂与手的神经痛。

2. 整骨疗法医师查尔斯·欧文斯的《查普曼反射的内分泌解释》（见上）。

第四章　髋、腿、膝、足的对正

1. 格尔达·亚历山大（Gerda Alexander）开发了一种她称之为均衡张力疗法的方法。她在哥本哈根有一所学校，在那里她与音乐家和舞蹈家一起矫治一些当地医院转过来的"无可救药"的患者。格尔达在 80 多岁时，来到旧金山港湾区传授她的均衡张力疗法。她柔和、专注于身体内部感受的自我护理方法，在很多方面对我有很大影响。

第十章　上中背：胸椎

1. 参阅第二章的注释 2。

2. 参阅第四章的注释 1。

第十一章　脊柱的完整性

1. 二尖瓣位于心脏内部，控制血液从左心室流入左心房。

2. 引自亚瑟·林肯·保尔斯（Arthur Lincoln Pauls）1987 年教授并由贝埃莱·卡利斯特（Baelaey Callister）录制的课程。录像包括几种不同的课程，其中引用的部分是在加州康特拉科斯塔（Contra Costa）的一堂课。

3. 脊椎按摩疗法医师施约翰（John Thie）的《健康图表》涉及指压疗法、营养以及通过人体运动学平衡肌肉强度等诸多实用、易用的信息。

第十二章　肋骨

1. 参阅第三章注释 1，查普曼关于反射点与身体结构、功能和内分泌系统关系的研究。

第十四章　臂、肘、腕、手

1. 当手掌的纤维组织增厚，组织绷紧，将手指拉向掌心，就出现迪皮特朗挛缩（Dupuytren's contractures）。

第十五章　颈部

1."均衡张力疗法"一词由格尔达·亚历山大创造,用来指代她20世纪在丹麦研究形成的微妙意识与自我痊愈疗法。参阅上面提到的第十章注释2。

第十六章　头、面、眼、耳、颌

1.《易经》27卦,颐卦,口之角(提供营养)。《易经》由德国汉学家卫礼贤(Richard Wilhelm)从汉语翻译为德语,再由卡里·贝尼斯(Cary F. Bayes)翻译成英语(新泽西州普林斯顿大学出版社)。

2.反射是身体某个部位对另一部位无意识的自发反应,是神经系统对刺激的反应结果。

第二十章　重复性劳损与腕管综合征

1. L. H. 琼斯(L. H. Jones):《姿势法自然释放》,《整骨医生》1964,4:109—116。

2.当手掌的纤维组织增厚,组织绷紧,将手指拉向掌心,结果无法伸直手指,出现迪皮特朗挛缩。